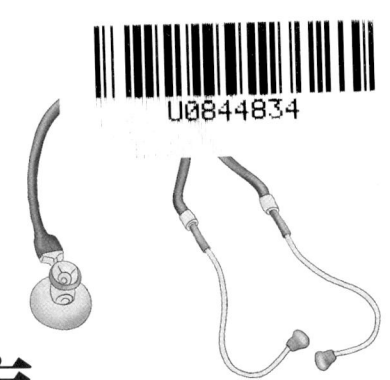

人畜共患病
科学防控技术指南

◎赵世伟 邱青瑞 戚永辉 主编

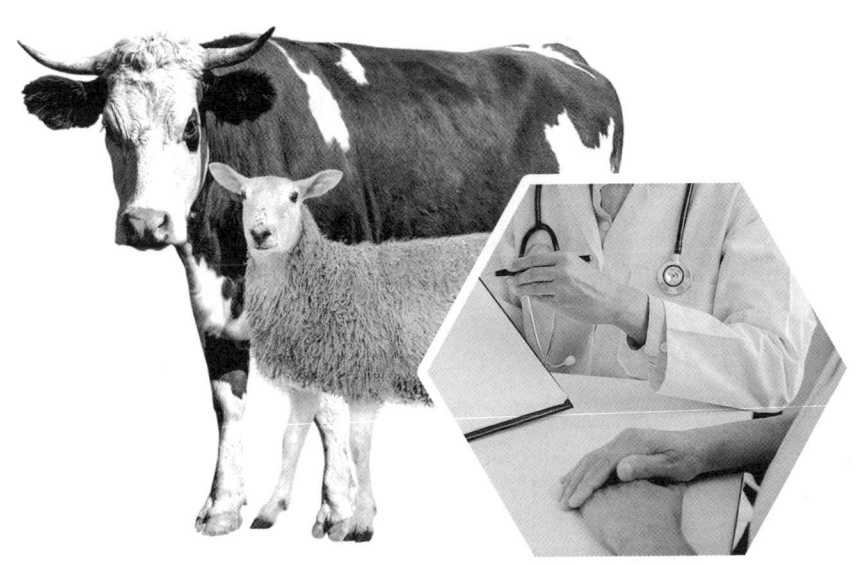

中国农业科学技术出版社

图书在版编目(CIP)数据

人畜共患病科学防控技术指南 / 赵世伟,邱青瑞,戚永辉主编. -- 北京:中国农业科学技术出版社,2025.8. -- ISBN 978-7-5116-7494-4

Ⅰ.R535-62;S855.99-62

中国国家版本馆 CIP 数据核字第 20255Y5C77 号

责任编辑　张国锋
责任校对　李向荣
责任印制　姜义伟　王思文

出 版 者	中国农业科学技术出版社
	北京市中关村南大街 12 号　邮编:100081
电　　话	(010)82109705(编辑室)(010)82106624(发行部)
	(010)82109709(读者服务部)
网　　址	https://castp.caas.cn
经 销 者	各地新华书店
印 刷 者	北京科信印刷有限公司
开　　本	148 mm×210 mm　1/32
印　　张	8
字　　数	218 千字
版　　次	2025 年 8 月第 1 版　2025 年 8 月第 1 次印刷
定　　价	48.00 元

版权所有·侵权必究

《人畜共患病科学防控技术指南》编者名单

主　编：

赵世伟　平度市动物疫病预防控制中心
邱青瑞　东营市垦利区畜牧业发展服务中心
戚永辉　青岛市黄岛区卫生健康事业发展中心

副主编：

马国强　日照市岚山区畜牧站
张金太　青岛市黄岛区疾病预防控制中心
孙黎黎　青岛市黄岛区疾病预防控制中心
王元春　烟台市农业农村局
杜　军　青岛市黄岛区农业农村局
李玉杰　山东省动物疫病预防与控制中心
庄桂玉　青岛市黄岛区农业农村局
王玉鹏　青岛西海岸新区区立医院

参编人员：

郭江业　日照市畜牧开发服务站
张振堂　青岛市黄岛区疾病预防控制中心
孙圣福　山东省动物疫病预防与控制中心
刘翰林　青岛西海岸新区第六中学
于艳霞　青岛市黄岛区多福农牧科学研究院

前 言

人畜共患病不仅能传染人，而且能感染动物，其宿主群体复杂，危害性强，扑灭难度大，因此，国际关注程度越来越高。

目前，全球已证实的动物人畜共患病有250多种，在我国有90种。人畜共患病的发生和流行，不仅影响人类的健康和社会的稳定，还对畜牧业发展造成危害。一些人畜共患病可严重危害动物的繁殖，引起不育、流产或出现畸形的后代，大大降低牲畜繁殖率。有些病可引起牲畜大量死亡，影响畜产品贸易。疫病的发生，会影响畜产品质量安全。随着我国畜牧业产业结构的调整和人们对畜产品质量要求的提高，尤其是我国加入世贸组织后，人畜共患病越来越引起人们的高度重视，防治工作也愈发显得重要。人们对动物防疫和畜产品安全提出了更新、更高的要求。如何全面加强人畜共患病防治工作，确保畜产品安全和人民群众身体健康，是当前摆在我们面前的重大课题。

人类已知的1460种传染病病原体中，来自动物传染的比例已由过去的68%上升到现在的75%，而且新的人畜共患病病原体还在不断地出现，全球每年有1700多万人死于传染病，绝大部分死亡病例由人畜共患病引发，应引起全社会的高度关注。

近年来，由于畜禽饲养方式、贸易全球化、气候变化等因素，一些陆续发现和发生的新的人畜共患病如严重急性呼吸综合征（SARS）、高致病性禽流感、甲型H_1N_1流感、人感染H_7禽流感等给国际社会造成了严重影响。我国狂犬病、布鲁氏菌病、结核病曾一度得到控制，但近年来疫情回升较快，形势严峻。从国内来看，我国人畜共患病虽然处于散发或点状暴发状态，但涉及省份多，分布范围广，危害严重。人畜共患病事关千家万户的身体健康，事关全国菜篮子的安全问题，因此，做好人畜共患病防治工作尤为重要。

为积极应对当前人畜共患病复杂多变之势，进一步做好人畜共患病防治工作，适应现代养殖业的发展需求，我们组织有关技术人员编写了《人畜共患病科学防控技术指南》一书，其间参阅了大量资料，结合几十年基层临床工作经验，重点介绍了48种常见的人畜共患病，内容涉及病原和危害性、流行病学、临床症状、诊断、防治及处置、公共卫生和个人防护等基本知识，供基层兽医工作者、卫生工作者和广大农牧民和水产相关人员学习参考，以切实提高相关人员的人畜共患病防治能力和工作水平，为我国人畜共患病防治实践提供指导。

本书编写得到相关专家、学者的大力支持，在此表示衷心的感谢！

由于编者水平有限，经验不足，书中难免存在疏漏纰缪，恳请广大读者批评指正。

编 者

2025年4月

目 录

第一章 人畜共患病基础知识 … 1
第一节 人畜共患病的基本概念 … 1
第二节 新颁布的人畜共患病名录 … 7
第三节 人畜共患病的危害 … 9
第四节 人畜共患病防治的基本原则 … 11
第五节 人畜共患病的预防与控制 … 12

第二章 人畜共患病的诊断与治疗 … 14
第一节 布鲁氏菌病 … 14
第二节 牛结核病 … 22
第三节 高致病性禽流感 … 28
第四节 猪Ⅱ型链球菌病 … 31
第五节 狂犬病 … 35
第六节 炭疽病 … 39
第七节 沙门氏菌病 … 48
第八节 棘球蚴病 … 50
第九节 大肠杆菌病 … 53
第十节 李氏杆菌病 … 57
第十一节 肝片吸虫病 … 60
第十二节 弓形虫病 … 63
第十三节 丝虫病 … 67
第十四节 Q热 … 69

第十五节	利什曼病	72
第十六节	猪流行性乙型脑炎	75
第十七节	猪囊尾蚴病	81
第十八节	H_7N_9禽流感	86
第十九节	钩端螺旋体病	95
第二十节	巴氏杆菌病	98
第二十一节	日本血吸虫病	102
第二十二节	旋毛虫病	105
第二十三节	马鼻疽	108
第二十四节	野兔热	112
第二十五节	类鼻疽	117
第二十六节	肉芽肿性疾病	120
第二十七节	禽结核病	123
第二十八节	牛海绵状脑病	126
第二十九节	痘病	133
第三十节	流行性感冒	138
第三十一节	口蹄疫	144
第三十二节	肾综合征出血热	151
第三十三节	登革热	156
第三十四节	黄热病	159
第三十五节	基孔肯雅热	162
第三十六节	森林脑炎	164
第三十七节	鼠疫	166
第三十八节	霍乱	170
第三十九节	破伤风病	171
第四十节	放线菌病	173
第四十一节	肝片吸虫病	174
第四十二节	隐孢子虫病	176
第四十三节	莱姆病	178

第四十四节	斑点热	179
第四十五节	埃立克体病	181
第四十六节	附红体病	184
第四十七节	猪丹毒	186
第四十八节	土拉杆菌病	188

第三章 人畜共患病防治技术规范 195

第一节	高致病性禽流感防治技术规范	195
第二节	布鲁氏菌病防治技术规范	210
第三节	狂犬病防治技术规范	217
第四节	炭疽防治技术规范	222
第五节	牛结核病防治技术规范	230
第六节	马鼻疽防治技术规范	236

参考文献 243

第一章 人畜共患病基础知识

近年来,SARS、口蹄疫、疯牛病、禽流感、猴天花等,这些人畜共患疾病通过各种途径频频突袭人类。目前,已知有250种以上动物传染病和寄生虫病可以传染给人类。人畜共患的传染病最常见的就有几十种,更可怕的是,新出现的各种感染性疾病,越来越呈现出"人禽共患"或"人畜共患"的特点。对于人畜共患疾病,从某种意义上说,人类对于来自动物尤其是家畜病患的威胁,抵御更为不易,历史上,鼠疫、疯牛病、禽流感、结核病、流感、口蹄疫等许多人畜共患疾病,已经给人类造成了灾难性危害。因此,我们有必要初步了解主要人畜共患疾病的预防知识,才能有效控制和消灭它。

第一节 人畜共患病的基本概念

一、人畜共患病

人畜共患病是指由同一种病原体引起,流行病学上相互关联、在人类和动物之间自然传播的疫病。其病原包括病毒、细菌、支原体、螺旋体、立克次氏体、衣原体、真菌、寄生虫等,其中布鲁氏菌病、狂犬病、包虫病等人畜共患病呈上升趋势,局部地区甚至出现暴发流行。

二、人畜共患病的分类

人畜共患病种类繁多,对其按一定规律进行分类,便于认识、研究、控制和消灭。人畜共患病分类的方法很多，有学术上的分类，也可以从防控需要进行分类。目前，基本上可以根据病原、流行环节、分布范围、防控策略等需要确定标准，进行分类。

（一）根据病原分类

传统的方法可以将人畜共患病分为3类。

1. 病毒性人畜共患病

病毒是一类非细胞形态微小物，专性细胞内寄生。病原体内只有一种遗传物质（DNA或RNA）以及近年来发现的朊病毒（只有蛋白颗粒，如疯牛病、痒病）。没有细胞结构，只能复制。因此可将其分为DNA病毒性人畜共患病、RNA病毒性人畜共患病、朊病毒人畜共患病。

2. 细菌性人畜共患病

细菌是单细胞原核型微生物，具有一定的细胞结构和功能。病原体内含两种遗传物质（DNA和RNA），具有完整的细胞结构。有的寄生在细胞内，有的寄生在细胞外。可细分为革兰氏阳性细菌病、革兰氏阴性细菌病、放线菌病、立克次氏体病、螺旋体病、真菌病等。

3. 寄生虫性人畜共患病

寄生虫是一个生命体，能够独立完成生命活动所需要的全部基本功能，如运动、代谢生殖等。可分为原虫病、蠕虫病（吸虫病、绦虫病、线虫病）、外寄生虫病等。

（二）根据流行环节分类

依据病原在野生动物、畜禽和人类的循环传播层次以及疫源地、疫区大小，可分为3类。

1. 野生动物为主传播的人畜共患病

野生动物为主传播的人畜共患病又称自然疫源性疾病，是指疾病的病原体、传播媒介和宿主野生动物无限期存在于一个独立的生态系统和区域内，不依赖家畜和人的参与，也可以流行，称为自然疫源地，人和家畜侵入就可以发病。如马来西亚发生的尼帕病，欧洲流行的狂犬病、森林脑炎等。

2. 畜禽传播的人畜共患病

畜禽传播的人畜共患病是指病原体主要存在于畜禽，由于患病畜禽及其病原扩散形成疫源地，造成人畜接触感染。大部分细菌病属于此类。

3. 野生动物和畜禽共同传播的人畜共患病

野生动物和畜禽共同传播的人畜共患病是指病原体存在野生动物（包括半野生的老鼠、蝙蝠）、畜禽和人3个循环层次的人畜共患病。全部虫媒疾病、大部分寄生虫病属于此类。

（三）根据防控策略进行分类

根据人畜共患病的流行范围以及"外防传人、内查净化"的防控要求，可将人畜共患病分为两大类。

1. 国内发生的人畜共患病

已经发现病人和患病动物，能够证明人、畜传播的人畜共患病。同时依据防治重点和人畜共患病危害情况，可以分为重要人畜共患病和一般人畜共患病。

2. 国外发生的人畜共患病

国外发生和报道，国内尚未发生的人畜共患病。如西尼罗河出血热、裂谷热、疯牛病等。

三、人畜共患病的流行情况

世界上已证实的人畜共患病较重要的有89种（细菌病20种、病毒病27种、立克次体病10种、原虫病和真菌病5种、寄生虫病22种、其他疾病5种）。重大人畜共患病5种，包括：狂犬病、炭疽、布鲁氏菌病、结核和猪流行性乙型脑炎。

四、人畜共患病3个构成要素

1. 病原体

必须存在能够在动物和人类之间自然传播的传染性病原体。这些病原体包括：病毒（如狂犬病病毒、禽流感病毒、埃博拉病毒）、细菌（如沙门氏菌、布鲁氏菌、炭疽杆菌）、寄生虫（如弓形虫、绦虫）、真菌（如皮肤癣菌）和朊病毒（如疯牛病病原体）。

关键点：本病原体必须能同时感染（至少在某些情况下）并在动物和人类体内引起疾病或携带状态。

2. 动物宿主/储存宿主

必须存在动物种群作为病原体的天然宿主或储存宿主。

储存宿主：指病原体在自然界中长期存在、繁殖并持续维持的动物种群。病原体可以在这些动物中持续循环而不一定引起严重疾病（例如啮齿动物之于鼠疫耶尔森菌，蝙蝠之于某些病毒）。

易感动物：除了储存宿主外，其他动物也可能被感染并成为传染源（例如家畜、宠物、野生动物）。

关键点：动物是病原体在自然界中赖以生存和扩增的"源头"或"放大器"。

3. 传播途径

必须存在有效的传播方式/途径，使病原体能够从受感染的动物传播给人类。

关键点：没有有效的传播途径，即使存在病原体和动物宿主，也不会导致人畜共患病在人群中发生。

这三个要素相互关联，构成一个动态循环。

（1）病原体存在于动物宿主中。

（2）通过特定的传播途径，病原体从动物溢出感染人类。

（3）在人类体内，病原体可能引起疾病（人畜共患病），也可能只是定植。

只有当这三个要素同时存在并相互作用时，才会发生人畜共患病的传播。理解这三个要素对于预防和控制人畜共患病至关重要，因为干预措施（如疫苗接种、媒介控制、食品安全、个人防护）往往就是针对其中一个或多个环节来阻断传播链。

五、人畜共患病的流行特征

（一）群发性
群发性是传染病的特征，分低度流行、暴发流行和大流行。低度流行又称为地方病；暴发流行会影响到社会稳定；大流行往往横跨多个大洲。

（二）职业性
饲养、加工、实验室和兽医人员是高危人群。

（三）区域性
因为与生物媒介、动物饲养方式和人类生活习惯相关，表现为区域性。

（四）季节性
生物媒介等表现出明显的季节性。

（五）周期性
与社会、畜禽移动、病原体进化等有关，我国狂犬病有10年一个周期的特征，其他亦如此。

六、人畜共患病的主要传播途径

（一）接触传播
直接或间接接触病畜禽。在动物的全身被毛和皮肤垢屑中，含有各种病毒、病菌、疥螨、虱子等，它们有的就是某种疾病的病原体，有的则是疾病的传播媒介。宠物爱好者如果不注意个人防范，任意与动物拥抱、亲吻、食同桌、寝同床，有可能从动物身上感染人畜共患病。

（二）虫媒传播
通过蚊、蝇等昆虫叮咬传播，如日本乙型脑炎等。

（三）呼吸传播
患病动物在流鼻涕、打喷嚏和咳嗽时，常会带出病毒或病菌，并在空气中形成有传染性的飞沫，散播疾病。

（四）唾液传播

如患狂犬病的猫、狗，它们的唾液中含有大量的狂犬病病毒，当动物咬伤人时，病毒就会随唾液进入体内，引发狂犬病。

（五）饮食传播

如猪囊虫病、旋毛虫病等。

（六）粪尿传播

众所周知，粪便中含有各种病原菌。结核病、布鲁氏菌病、沙门氏菌病等病原体，都可通过粪便污染人的食品、饮水和用具而传播。大多数寄生虫卵就存在于粪内。钩端螺旋体病的病原是由尿液传播的。

七、诊断

（一）病原学诊断

通过采集标本等方法进行病原学诊断。

（二）血清学诊断

血清学诊断一般采用变态反应（结核菌素点眼、皮内变态反应等）、抗原抗体直接反应（凝集反应、沉淀反应、琼脂扩散、中和试验）等方法。

（三）流行病学调查

调查内容包括：一是临床症状；二是疾病的侵入途径；三是流行特征；四是疫情监测结果。

八、防治及处置

处理人畜共患病是一项危险的工作，要高度重视，注意防护。穿好防护服；注意消毒；遵守正确的操作程序，不可盲目剖检死亡动物；按照技术规范进行操作，采集病料诊断等；加强对实验室生物安全的管理。

第二节 新颁布的人畜共患病名录

一、《人畜共患传染病名录》

中华人民共和国农业农村部发布了第 571 号公告，自 2022 年 8 月 19 日发布之日起实施。

根据该公告，新版名录共纳入 24 种人畜共患传染病，具体为：牛海绵状脑病、高致病性禽流感、狂犬病、炭疽、布鲁氏菌病、弓形虫病、棘球蚴病、钩端螺旋体病、沙门氏菌病、牛结核病、日本血吸虫病、日本脑炎（流行性乙型脑炎）、猪链球菌Ⅱ型感染、旋毛虫病、囊尾蚴病、马鼻疽、李氏杆菌病、类鼻疽、片形吸虫病、鹦鹉热、Q 热、利什曼原虫病、尼帕病毒性脑炎、华支睾吸虫病。

二、《一、二、三类动物疫病病种名录》

中华人民共和国农业农村部发布了第 573 号公告，自 2022 年 6 月 23 日发布之日起实施。

根据该公告，一、二、三类动物疫病病种名录如下。

一类动物疫病（11 种）：口蹄疫、猪水疱病、非洲猪瘟、尼帕病毒性脑炎、非洲马瘟、牛海绵状脑病、牛瘟、牛传染性胸膜肺炎、痒病、小反刍兽疫、高致病性禽流感。

二类动物疫病（37 种）：狂犬病、布鲁氏菌病、炭疽、牛结核病、李氏杆菌病、钩端螺旋体病、鹦鹉热、牛结节性皮肤病、牛传染性鼻气管炎、牛恶性卡他热、绵羊痘和山羊痘、山羊传染性胸膜肺炎、马传染性贫血、马鼻疽、马腺疫、猪瘟、猪繁殖与呼吸综合征、猪乙型脑炎、新城疫、鸭瘟、鸭病毒性肝炎、小鹅瘟、兔出血症、美洲蜜蜂幼虫腐臭病、欧洲蜜蜂幼虫腐臭病、白垩病、鲤春病毒血症、草鱼出血病、传染性脾肾坏死病、刺激隐核虫病、迟缓爱德华氏菌病、鲖类肠败血症、病毒性神经坏死病、流行性造血器官坏死病、白斑综合征、十足目虹彩病毒病、桃拉综合征。

三类动物疫病（126种）：伪狂犬病、放线菌病、丝虫病、附红细胞体病、肝片吸虫病、包虫病、旋毛虫病、棒状杆菌病、大肠杆菌病、李氏杆菌病、类鼻疽、破伤风、弯曲菌病、Q热、副结核病、葡萄球菌病、沙门氏菌病、猪密螺旋体痢疾、猪传染性胃肠炎、猪流行性腹泻、猪副伤寒、猪丹毒、猪肺疫、猪支原体肺炎、猪密螺旋体肺炎、猪圆环病毒病、猪细小病毒感染、猪流行性感冒、猪副猪嗜血杆菌病、猪胸膜肺炎、猪脑心肌炎、牛流行热、牛病毒性腹泻、牛副流感、牛巴氏杆菌病、牛球虫病、牛生殖道弯曲菌病、牛传染性角膜结膜炎、牛子宫炎、牛虱病、牛锥虫病、牛真菌性皮肤病、牛放线菌病、山羊关节炎/脑炎、梅迪－维斯纳病、山羊传染性脓疱、山羊肠毒血症、绵羊地方性流产、马流行性淋巴管炎、马流感、马胃线虫病、马鼻腔肺炎、马媾疫、禽传染性喉气管炎、禽传染性支气管炎、传染性法氏囊病、鸡传染性贫血、鸡马立克氏病、鸡产蛋下降综合征、鸡病毒性关节炎、鸡滑液囊支原体感染、鸡毒支原体感染、禽衣原体病、禽结核病、禽伤寒、禽副伤寒、禽败血支原体感染、禽球虫病、禽蛔虫病、鹅口疮、鸡痘、鸭传染性浆膜炎、小鹅瘟病毒感染、番鸭细小病毒病、禽网状内皮组织增殖症、兔波氏菌病、兔大肠杆菌病、兔球虫病、兔螨病、蚕多角体病、蚕白僵病、蜂螨病、美洲幼虫腐臭病、欧洲幼虫腐臭病、白垩病、中蜂囊状幼虫病、蜜蜂孢子虫病、水貂阿留申病、水貂病毒性肠炎、犬瘟热、犬细小病毒病、犬传染性肝炎、猫泛白细胞减少症、利什曼原虫病、嗜水气单胞菌败血症、鱼疖疮病、真鲷虹彩病毒病、传染性胰脏坏死病、病毒性出血性败血症、流行性造血器官坏死病、淋巴囊肿病、牙鲆弹状病毒病、鲤浮肿病、罗非鱼链球菌病、河蟹颤抖病、微孢子虫病、斑节对虾杆状病毒病、黄头病、鲍疱疹病毒病、鲍脓疱病、奥尔森派琴虫病、尼氏单孢子虫病、鳖腮腺炎病、蛙脑膜炎败血金黄杆菌病。

第三节　人畜共患病的危害

人畜共患病是指人类与人类畜养的畜禽之间自然传播的疾病和感染疾病，主要是传染病和寄生虫病这两大类。人畜共患疾病包括由病毒、细菌、衣原体、立克次氏体、支原体、螺旋体、真菌、原虫和蛹虫等病原体所引起的各种疾病。

人畜共患病主要对人类健康、畜牧业安全生产、畜产品安全和公共卫生造成重大危害，从而造成巨大的经济损失，导致人类大批死亡、残疾和丧失劳动能力，带来生物灾害，影响社会稳定。

一、危害人类健康

人畜共患病不仅在古代和近代流行严重，就是在今天，也是人类的最大杀手，人类仍然无法完全控制人畜共患病的发生和流行。人畜共患病不仅造成人类大批死亡、残疾和丧失劳动能力，带来生物灾难，而且给很多家庭带来经济困难，严重影响社会稳定。

据统计，全世界每年17亿人死于传染病，95%集中在发展中国家，其中主要的传染病都是人畜共患病，仅结核病每年造成125万人死亡，25%的人感染弓形虫病，1万多人死于狂犬病。布鲁氏菌病在发展中国家危害十分严重，外蒙古牧民的血清学阳性率在30%左右，感染率很高，身体健康受到严重损害。

我国也是人畜共患病危害严重的国家。牧区羊的棘球蚴病感染率高达20%～40%，被称为牧民的"癌症"。奶牛的结核病、布鲁氏菌病随着奶产业的发展迅速扩散，很多农民感染，多处暴发流行。血吸虫病在我国南方12个省份流行，疫区受威胁人口6000多万人，新中国成立以来发病1000多万人。狂犬病疫情也有扩散的趋势，引起社会恐慌。

近年来，世界上发生了很多新的人畜共患病，如疯牛病以及争论很大的"非典"、高致病性禽流感等，引起了全世界对生物安全及人畜共患病防控的高度重视。

二、危害畜牧业安全生产

人畜共患病危害畜牧业安全生产，直接损失大，间接损失更大。

（一）直接损失

人畜共患病给畜牧业危害和造成的损失很大，表现在：一是造成大批畜禽死亡，如猪乙型脑炎、牛羊炭疽；二是生产性能下降，淘汰率提高，如布鲁氏菌病、结核病导致母畜不孕、流产，我国奶牛的进口数量赶不上因病淘汰数量，使用繁殖寿命短；三是大量畜禽产品废弃，既影响了环境，也降低了效益。

（二）间接损失

主要表现在影响消费者心理，造成恐慌；畜产品国内、国外市场销售困难，造成畜牧业剧烈波动，从而造成农牧民收入下降，畜牧业生产不景气。2005年四川省发生猪链球菌病，虽然死亡600多头猪，230多人发病，但造成全国人民"恐肉风波"，全国生猪价格下跌30%，农民养猪损失约1000亿元。由于禽流感的发生，养禽业市场缩小，养殖者经营困难。动物疫病是限制畜产品国际贸易的唯一决定因素，由于人畜共患病问题，我国畜产品在国际市场上出口份额不断萎缩，甚至香港地区也减少从国内调运生猪、活禽，反而从巴西等国进口猪肉。

（三）危害畜产品安全

人畜共患病的一个重要传播途径是食入感染，食源性病原微生物是畜产品安全的一个重要内容。牛奶的巴氏消毒法就是为控制病原微生物而发明的。广大农村出售、贩卖病死动物的现象没有彻底根除，畜群中很多人畜共患病没有得到净化，成为食源性病原微生物的主要来源。

第四节　人畜共患病防治的基本原则

一、坚持预防为主、科学防疫、依法防疫的方针，采取综合防控措施。加强预防接种和药物预防。

二、控制传染源，消灭传播媒介，切断传播途径。制定防治规划和消灭计划，突出重点，加强合作，实施净化方案。

三、加强人畜共患病的疫情监测和流行病学调查，及时掌握人畜共患病的流行趋势和特点。

四、加强动物的饲养管理，提高卫生条件，改善动物的养殖环境，提高健康养殖卫生标准。

五、加强科研攻关，做好人畜共患病的监测、诊断、免疫、治疗、综合防治等工作，完善各项技术规程，总结有效的防控经验。

六、加强动物性食品卫生检验、管理和教育，不滥食野味和病死动物。加强人畜共患病防治基本知识的宣传，为开展各项防控工作打下良好的基础，确保食品卫生安全。

七、加强动物疫情通报，加强动物的消毒、卫生检疫、隔离以及对不明原因发病或死亡动物及动物产品的无害化处理，对确诊人畜共患病动物进行封锁、淘汰和扑杀处理，严格疫情处置，严防人畜共患病从国外传入国内或在国内蔓延传播。

八、对突发公共卫生事件采取必要的应急措施。做好生物安全防范。提前制定相关的应急预案。

九、加强兽医和人医部门的合作。人畜共患病不仅涉及卫生部门，也涉及畜牧兽医部门，属于公共卫生问题，对此卫生、农牧、商业、进出口检疫检验等相关部门必须通力合作，同时加大宣传和培训力度，动员全社会力量共同参与，群防群控，共同做好人畜共患病的防控。

第五节　人畜共患病的预防与控制

卫生部（现"国家卫生健康委员会"）、农业农村部关于人畜共患传染病防治合作机制如下。

为进一步加强人畜共患传染病防治工作，加强部门协调、配合，卫生部、农业农村部根据双方工作特点，建立以下合作机制。

一、建立人畜共患传染病防治工作协调小组。组长由卫生部、农业农村部分管领导担任，副组长由分管司局长担任。协调小组负责防治工作、疫情处理以及相关政策制定和实施过程中的协调。

二、建立部门例会制度。卫生部、农业农村部建立例会制度，每季度召开一次，地点可轮流选择在卫生部和农业农村部举行。会议目的是通报疫情和防治工作情况，对工作中出现的问题进行协商解决。根据不同时期双方工作重点，确定重点需要控制的人畜共患传染病防治病种，确定双方业务部门合作工作机制。每次例会前，双方提出会议计划研究讨论的议题，会后印发会议纪要（会议纪要编写由双方共同承担）。

三、疫情通报

（一）定期通报。双方按月通报全国人畜共患传染病的人间和动物疫情，内容包括发病地点、发病数、死亡数。

（二）不定期通报。发生人畜共患传染病暴发疫情，在接到疑似或确诊报告后24h之内互相通报，内容包括发病地点、发病时间、发病数、死亡数。

四、督导检查

（一）定期开展人畜共患传染病防治工作督导检查。督导检查原则上每年开展一次，双方可根据工作需要适当增加督导检查频率。督导检查方案由双方组织专家共同制定。

（二）发生人畜共患传染病暴发疫情时，根据疫情情况，双方共同组织专家组，开展流行病学调查及实验室检测，并根据调查结果提出防治对策建议。

五、监测

（一）双方根据各自工作需要制定相关病种的监测方案，并根据监测方案开展监测工作。监测工作中发现异常情况及时通报。

（二）在监测工作中，双方可根据工作需要，采集所需标本进行实验室分析。卫生部门主要开展人类疾病监测和检测，农业农村部主要负责动物疫情监测，卫生部、农业农村部相互通报检测结果。根据工作需要，双方相互提供所需菌毒种、相关标本及试剂。

（三）双方共同遵守《病原微生物实验室生物安全条例》，毒株进行严格管理，防止泄漏和扩散。

六、专家资源共享

（一）充分利用和发挥专家的作用。卫生部和农业农村部建立专家定期会议制度，研究讨论防治工作中所涉及的专业技术问题，并根据需要组织双方专家对疫情进行分析预测。

（二）双方互派专家进入对方领域的专家组或专家委员会。

七、研究加强合作研究，双方共同研发新发传染病的检测和诊断手段，根据疫情及研究进展，相互提供支持。

第二章 人畜共患病的诊断与治疗

第一节 布鲁氏菌病

一、病原和危害性

布鲁氏菌病简称布病,又称地中海弛张热、马耳他热,俗称波浪热、波状热、懒汉病,是由布鲁氏菌属细菌引起的一种传染-变态反应性人畜共患传染病,是人、畜共患的一种慢性传染病。本病的特征是妊娠母畜发生流产、胎衣不下、生殖器官及胎膜发炎。公畜表现为睾丸炎及不育等。人出现波状热。

家畜中牛、羊、猪最常发生,并由其传给人和其他动物,对人畜危害较大。在动物可引起生殖器官和胎膜发炎,导致母畜流产、不育,公畜睾丸炎和关节炎等局部病灶,能造成动物繁殖率的下降。农业农村部将其列为二类动物疫病,国家卫生健康委列为乙类人间传染病,世界动物卫生组织列为法定报告动物疫病。

布鲁氏菌为革兰氏阴性细小的短杆菌或球杆菌。根据其病原性、生化特性等不同,可分为羊种、牛种、猪种、犬种、绵羊附睾种和沙林鼠种6个种19个生物型。国外近些年又新发现绵羊型、狗型及海洋哺乳动物型布鲁氏菌,并可传染于人,使之发病。其中羊种布鲁氏菌感染后得病较重,对人的致病力也较强。各型在形态上没有明显差别,为革兰氏阴性球杆菌或短杆菌,长 $0.6\sim1.5\mu m$,宽 $0.5\sim0.7\mu m$,无鞭毛,不能运动,不形成芽孢。

本菌为需氧兼性厌氧菌。牛、羊型布鲁氏菌从病料初次分离培养时，须在 10% CO_2 环境下才能生长，几代后则不需要。初次分离培养时，生长缓慢，常要 1 周以上才能充分生长。布鲁氏菌自然环境中生命力较强，但对各种物理和化学因子比较敏感，对热很敏感，70℃ 5～10min 即被杀死；巴氏消毒法可以杀灭该菌；对消毒剂较敏感，2% 来苏儿水 3min 之内即可杀死；兽医常用的消毒药都能在短时间内将其杀死。

二、流行病学

布鲁氏菌病多发生于牧区或农牧区，一年四季均可发生，但以产仔季节多发。一般为散发或呈地方流行。布鲁氏菌可感染家禽、家畜、野生动物和人类。

本病的主要传染源是发病及带菌的羊、牛、猪，其次是犬。流产母畜及流产胎儿、胎衣、羊水、阴道分泌物是最危险的传染源，乳汁和精液也是重要的传染源。

布鲁氏菌主要存在于患病动物的子宫、胎膜、乳腺、睾丸、脏器、关节囊等处，在产仔季节及畜群大批发生流产时，是本病大规模传播的旺季。消化道、呼吸道感染是主要感染途径，通过接触或食入感染动物的分泌物、体液及污染的肉、乳等也可感染，也可通过带菌蜱的叮咬而感染。皮肤黏膜和交配感染主要在与病畜接触时发生。在动物中因配种感染尤为常见。人的感染主要是通过直接或间接接触病死畜及病菌污染物，或食入病畜产品而感染，也可通过吸入被污染的尘土或气溶胶而感染。人感染布鲁氏菌病后一般不发生人与人之间的水平传播。

人的布鲁氏菌病常发生于畜牧兽医人员、饲养放牧人员、配种人员、屠宰及畜产品加工等职业人群中。

三、临床症状

（一）患病动物的临床症状

本病的潜伏期长短不一，短的约 2 周，长的可达半年。一般为14～180d。大多数病例为隐性型，尤其是患病初期，由于症状不明显，通常不易被发现。部分病例为显性型，公畜主要呈现关节炎、睾丸炎等；母畜主要症状是怀孕母畜流产、胎衣不下、子宫炎、乳腺炎等，母畜流产多为妊娠后期。

（二）猪的症状

母猪主要症状是流产，大多发生在怀孕的第二、三个月，早期流产的胎儿多被母猪吃掉，常不被发现。流产前的症状也不明显。流产的胎儿大多为死胎，较少发生胎衣不下及子宫炎。有的病猪产出弱胎。流产后又可怀孕，重复流产的较少见。新受感染猪场流产数多。

公猪主要症状是睾丸炎和附睾炎，一侧或两侧无痛性肿大，有的极为明显。有的症状较急，局部有热痛，并伴有全身症状。有的病猪睾丸发生萎缩、硬化，甚至性欲减退或丧失配种能力。

（三）患病人的临床症状

波状热，表现乏力，全身软弱，食欲不振，失眠，咳嗽有白色痰，有的发热，盗汗或大汗，一个或多个关节发生无红肿热的疼痛，肌肉酸痛，又被称作"懒汉病"。如果发生在生殖器官，影响生育，严重者可引起死亡。

（四）患病猪的病理剖检

胎儿：皮下、肌间有出血性浆液性浸润。浆膜上有絮状纤维素块，胸、腹腔有微红色液体及混有纤维素。胃、肠、膀胱黏膜及浆膜上可能有出血点。淋巴结、肝、脾等有不同程度肿胀，有时散布坏死灶。猪胎儿常有木乃伊化。

胎衣：绒毛膜下胶样浸润，胎膜增厚，有纤维素和脓性物，呈灰黄或黄绿色，有时见充血或出血。子叶充血、肿大及发生糜烂。流产的猪胎衣充血、出血和水肿，表面覆盖淡黄色渗出物，有的还见坏死区域。

母体子宫黏膜充血、出血和出现炎性分泌物。母猪可见黏膜上有许多针头大至粟粒大的淡黄色化脓或干酪化小结节，内含脓液或豆腐渣样物质。

公畜睾丸及附睾常见炎性坏死灶，鞘膜腔充满浆性渗出液；慢性者睾丸及附睾结缔组织增生、肥厚及粘连。精囊可能有出血及坏死灶。公猪睾丸及附睾肿大，切开见有豌豆大小的化脓和坏死灶，甚至有钙化灶。公猪还见有关节炎，滑液囊有浆液和纤维素，重时见有化脓性炎症和坏死。甚至还见脊柱骨、管骨的炎症或脓肿。

四、诊断

对流产的动物应该怀疑布鲁氏菌病。本病通常不具备特征性的临床症状，要经流行病学调查、临床症状、实验室诊断（血清学诊断、细菌分离鉴定等）综合判断才能确诊。

布鲁氏菌病的细菌学检查是确诊人畜共患病的关键手段，主要通过检测样本中是否存在布鲁氏菌来判断，以下是其主要检查内容。

（1）样本采集

适用对象：人和动物（如牛、羊、猪等）均可作为检测对象。

样本类型：血液、骨髓、脑脊液、尿液、乳汁、组织（如肝、脾、淋巴结）等，其中血液和骨髓的阳性率较高。

（2）细菌分离培养

培养条件：将样本接种到特定培养基（如血琼脂平板、巧克力琼脂平板），在含5%～10% CO_2 的湿润环境中，35～37℃培养。

培养时间：布鲁氏菌生长缓慢，通常需培养5～7d，甚至2～4周，观察是否有光滑、无色透明的小菌落形成。

（3）细菌鉴定

形态学观察：布鲁氏菌为革兰氏阴性短杆菌，无芽孢、无鞭毛，显微镜下呈单个或成对排列。

生化试验：通过检测细菌对糖类的发酵能力（如分解葡萄糖、不分解乳糖）、产生硫化氢等特性进行鉴定。

血清学试验：利用特异性抗体检测细菌抗原，如抗人球蛋白试验（Coomb 试验）可辅助鉴别菌种（如羊种、牛种、猪种布鲁氏菌）。

（4）分子生物学检测

聚合酶链式反应（PCR）：通过扩增布鲁氏菌的特定基因（如 16S rRNA 基因、bcsp31 基因），快速判断样本中是否存在细菌 DNA，具有灵敏度高、特异性强的特点，尤其适用于早期感染或菌量较少的样本。

（5）注意事项

生物安全：布鲁氏菌为致病菌，操作时需在生物安全二级（BSL-2）实验室进行，防止样本污染和操作人员感染。

结合临床：细菌学检查结果需结合流行病学史（如接触患病动物或动物制品）、临床症状（如发热、乏力、关节疼痛）及其他血清学检测（如虎红平板凝集试验、试管凝集试验）综合判断，避免单一检查出现假阴性或假阳性。

五、防治及处置

（一）必须在各级政府的统一领导下开展群防群治工作

布鲁氏菌病是一种人畜共患传染病，涉及面广，要控制和消灭它，必须由政府牵头，在农牧、卫生、商业、外贸、交通等部门的密切协作下，把防治工作纳入各部门的工作计划中，作为共同任务，统一规划，分工合作，在落实上下功夫。

（二）坚决保护健康畜群

坚持自繁自养的方针，防止从外部引入病畜。若必须从外单位引进动物时，应从无此病地区购买，运进后隔离观察1个月，并进行检疫，确实健康的方可并群饲养。同时，也要防止运入被污染的畜产品和饲料。每年定期对畜群作布鲁氏菌病检疫，以及时发现病畜。若有原因不明的流产时，必须严格隔离流产动物，对流产胎儿及胎膜进行微生物检查，而且要严格消毒处理，对流产动物作血清学检查，直到证明为非传染性流产时才能取消隔离。

（三）养殖单位和个人必须加强卫生消毒工作

养殖单位和个人要坚持自繁自养和封闭管理，加强养殖环境的卫生清扫和消毒工作。

（四）严格按照国家技术规范要求实施预防、控制和净化措施

对于布鲁氏菌病的防治按照国家《布鲁氏菌病防治技术规范》的要求实施预防、控制和净化措施。控制区和疫区实行检疫监测、扑杀和免疫相结合的综合防治措施；稳定控制区以监测净化为主；非疫区以监测为主的防治措施。以达到稳定控制区，再由稳定控制区逐步向净化区净化为目的，坚持3～5年后方见成效。

我国目前使用的布鲁氏菌疫苗主要有牛布鲁氏菌19号弱毒菌苗、猪布鲁氏菌S2弱毒菌苗、羊布鲁氏菌M5弱毒菌苗。一般常选用灌服免疫，使用时应按说明书剂量使用。奶畜和种公畜不能用于注射免疫。由于疫苗对人有一定的致病力，工作人员在大量使用疫苗时应注意个人防护。

（五）加强运输检疫监管工作

布鲁氏菌病的传入或传出多是由于产地检疫把关不严或者没有实施严格的检疫，将患病畜传入、传出本地或运进了被污染的畜产品及饲料所引起。因此，若从非疫区引进健康牲畜（尤其是跨县境调运），引进之前应向辖区兽医主管部门申报，经允许，再由调出地的当地动物防疫机构进行牲畜布鲁氏菌病的检疫，经检疫合格再向当地动物卫生监督部门申请开具动物运输检疫证明》《动物运输工具消毒证明》等，运输单位和个人凭上述证明承运。任何单位和个人不得私自交易和调运。凡由外地调入的家畜，应当向调入地的辖区兽医部门报检登记备案，调入后至少隔离饲养观察30d，并经当地动物防疫机构监测布鲁氏菌病，结果阴性者方可混群饲养。

（六）定期检疫

布鲁氏菌病常发地区的家畜、规模养殖场和养殖小区每年都应定期检疫至少两次，散养户的奶牛和种公畜一般每年至少检疫1次；检疫出的阳性畜一律作为病畜处理。

（七）有效切断传播途径

传播途径是疫病发生和流行过程的一个重要环节。布鲁氏菌可以通过流产胎儿、乳、肉、皮毛、粪、尿、水、空气和土壤等各种传播因素侵入人和家畜体内而引发。因此，认真做好上述各种传播因素的处理和消毒是预防布鲁氏菌病的重要措施之一。

对于家畜的流产胎儿、胎盘、胎衣、羊水或死胎等不要随意丢弃，应将其深埋0.5m以下或焚烧。被流产胎儿和羊水污染的场地应用10%~20%石灰乳或10%~20%漂白粉浸透垫草和地面。

要尤其注意防止家畜通过生殖器官致膜感染本病，最重要的就是防止通过人工授精方法传播本病，在采取人工授精时必须选择没有布鲁氏菌病的健康种公畜的精液。

为了防止母畜之间的交叉感染，每头牛的输精器具和畜牧配种员的手都要经过严格的消毒处理，然后再给另外的动物授精。要防止经消化道感染，各种奶类及其制品必须经过消毒或经煮沸处理后才能食用，应加强水源管理。要防止经呼吸道感染，布鲁氏菌污染环境可以悬浮于空气中，随空气、尘埃经呼吸道进入体内。因此要经常清扫、消毒圈舍，更换垫料，及时清除粪便。家畜的粪便须在独立的粪坑堆放、泥封，经生物发酵作用杀死病原后方可用于农田。

（八）受威胁畜群的预防措施

对畜群定期进行检疫应被当成一项防疫制度固定执行，以能及时发现和处理病畜。

定期进行免疫注射。目前，我国生产有3种布鲁氏菌疫苗，使用疫苗时要注意几点，即疫苗稀释后要当天用完，隔夜不得再用；注意工作人员的防护，不得用空手拌苗；稀释菌苗和使用工具用后要进行消毒处理。

（九）病畜群的康复措施

贯彻防止扩散、逐步净化和就地扑灭的原则，执行综合性防疫措施。

定期检疫和隔离病畜：用凝集反应或变态反应定期普遍检疫，将检出的阳性和可疑反应病畜隔离饲养。曾检出病畜的畜群在未达到净化以前，应当作可疑病畜群隔离饲养，并定期进行检疫，及时挑出病畜。对隔离群要严格执行隔离措施，减少与外界联系，避免病健畜接触，防止人员互相串往。

（十）人的布鲁氏菌病

从事畜牧兽医的工作人员，可由于接触病畜及其产品，特别是对病畜助产时接触胎儿、胎衣、羊水及阴道分泌物而感染。因此，牛羊猪饲养单位应建立健全兽医防疫卫生制度，加强防病知识的宣传，注意个人防护，对工作人员定期进行体检，发现病人及时治疗，必要时对健康人员注射疫苗。

（十一）疫情处置方法

发现疑似疫情，应立即对疑似患病动物隔离，并尽快实施实验室诊断工作。确诊后，对患病动物全部扑杀处理；对扑杀动物及其流产胎儿、胎衣、排泄物、乳、乳制品等进行无害化处理。对患病动物污染的场所、用具、物品等进行严格的消毒；同时开展流行病学调查和疫源追踪工作。对同群动物每3个月进行定期布鲁氏菌病检疫。对污染严重的养殖区域，可以考虑开展免疫工作，免疫S2株布鲁氏菌活疫苗6个月后血清学检测抗体，如为阴性正常，如为阳性按照病畜处理。

六、公共卫生和个人防护

污染场所的养殖人员、畜产品加工人员、兽医、防疫人员、实验室检测人员及生物制品研究人员等，在接触可疑病畜、病菌污染物或病菌时应事先穿防护服，戴口罩、手套和护目镜，穿胶靴。工作完后就地脱去所有的防护设备，注意消毒和无害化处理。

高危人群及相关实验室工作人员可注射疫苗；饲养人员每年进行体检，发现病人应调离岗位，及时治疗。

第二节 牛结核病

一、病原和危害性

牛结核病是由牛型结核分枝杆菌引起的一种人畜共患的慢性传染病,以病畜渐进性消瘦、组织器官的结核结节性肉芽肿和干酪样、钙化的坏死病灶为特征。我国农业农村部将其列为二类动物疫病,国家卫生健康委列为乙类人间传染病,世界动物卫生组织列为法定报告的动物疫病。我国目前是全球22个高负担国家之一,其严重性仅次于印度尼西亚和印度,居世界第三位。

结核病病原菌为结核分枝杆菌,分为3个型,即人型、牛型和禽型。此外,还有对人畜无致病力的鼠型。三型结核分枝杆菌的形态、培养特性及对各种动物的毒力不尽相同。本病不仅古老,而且分布很广,世界各地都有发生,其中以牛型对奶牛致病力最强。

本菌是一种多形性的需氧菌,纤细、平直或稍弯曲的杆菌,没有荚膜,不形成芽孢,不能运动。长$1.5 \sim 4\mu m$,宽$0.2 \sim 0.6\mu m$。用革兰氏染色阳性。结核分枝杆菌的抵抗力相当强,对酸、碱、酒精等有较强抵抗力,在干燥痰内可生存$6 \sim 8$个月,在粪便、土壤中可存活$6 \sim 7$个月,在病变组织和尘埃中能生存$2 \sim 7$个月或更久。对热的抵抗力差,$60 \sim 70℃$ $10 \sim 15min$即可死亡,在直射阳光下数小时死亡。本病菌对链霉素、异烟肼、氨基水杨酸钠、环丝氨酸和利福平等药物具有不同程度的敏感性。对青霉素、磺胺类药物以及其他广谱抗生素不敏感。

二、流行病学

本病可侵害人和多种动物,包括50多种哺乳动物和20多种禽类。在家畜中以牛最敏感,其中以奶牛最多,其次为黄牛、牦牛、水牛;也常见于猪和鸡;绵羊、山羊少发,单蹄兽罕见。野生动物中以猴多见，狮、豹也有发生。牛型菌主要侵害牛，其中以乳牛发病最多，人也较敏感。禽型菌主要侵害家禽和水禽，但鸭、鹅、鸽较不敏感。人型菌主要侵害人、猿和猴等，牛、猪少见。本病无季节流行性，一年四季均可发生。舍饲的牛发病较多。本病可侵害多种动物。

人类感染途径主要是食入未经检疫的畜产品，尤其是饮用未经巴氏消毒或煮沸的患有结核病牛的奶而经消化道感染，特别是幼儿感染牛分枝杆菌者最多。另外，经常与患结核病牛接触的人员（畜牧兽医工作者、挤奶人员、饲养人员等）可通过呼吸道感染。

三、临床症状

本病多呈慢性过程，具有病程长、治愈慢、易传染、易复发、易恶化的特点。主要表现为进行性消瘦、咳嗽、呼吸困难。其潜伏期长短不一，短者十几天，一般为 10～45d，有的长达数月乃至数年。在临床症状上有不同的表现。由于患病器官不同，症状也不一致。

（一）牛

以肺部结核为主，潜伏期较长。开始食欲、精神、反刍、体温等无变化，仅表现为有力的干性短咳，常发生于早晚、起立、运动、吸入冷空气或含尘土的空气时。随着病情发展，咳嗽次数增加，干咳或变为湿咳。有黏性或脓性鼻液，呼吸次数增多，严重者呼吸困难。胸部听诊时，肺泡音粗粝，有干性或湿性啰音。胸膜发生结核时，还可以听到摩擦音。肺部叩诊时有浊音区。病牛日渐消瘦、贫血和易于疲劳。有的体表淋巴结肿大。有的病牛还发生全身性粟粒结核或弥漫性结核肺炎，这时病牛体温升至40℃以上，热型为弛张热或稽留热，精神及食欲不振，呼吸困难，最后衰竭死亡。

乳房结核：乳房可摸到局限性或弥散性无痛无热的硬结。乳房上淋巴结肿大，无热无痛。泌乳量减少，乳汁初期无明显变化，严重时变为水样稀薄或混有脓块。有的乳房发生萎缩，两侧不对称，乳头变形，甚至停止泌乳。

肠结核：多见于犊牛，表现为食欲不振，消化不良，慢性臌气。发生顽固性腹泻，消瘦，若波及肝、肠系膜淋巴结等腹腔器官时，直肠检查时可以发现。

生殖器官结核：比较少见。病牛表现性机能紊乱，母牛发生流产、屡配不孕，发情频繁，性欲增强，慕雄狂。有的病牛生殖器官形成结节或溃疡，从阴道流出白色或微黄色分泌物，其中混杂有絮片状和黏脓性物质，甚至混杂有血丝。公畜附睾或睾丸肿大，硬而痛。

中枢神经结核：常常侵害脑及脑膜，表现为神经症状，如运动障碍、神情惊慌、应激性增加，常癫痫样发作。此型多见于幼畜，成年牛亦可见到。

淋巴结结核：身体各部淋巴结核可能是原发或次发，可见于体表的颌下、肩前、股前、腹股沟、咽及颈部淋巴结。淋巴结肿大，硬结，无热痛，常出现高低不平，不与皮肤粘连。在幼畜（如犊牛）淋巴结有时破溃。如咽后淋巴结肿大时常压迫喉门，呼吸很困难。若纵隔淋巴结受害肿大时常压迫食道，病牛兼有慢性臌气的症状。

（二）猪

多表现为淋巴结核，如颌下、咽、颈及肠系膜淋巴结，肿大，高低不平，有的破溃排出脓块或干酪样物，不易愈合。肺、肝、肠、肾等器官发生较少。

（三）鸡

多发生于肝、脾、肠浆膜或内脏器官，临床上无特殊症状。

四、诊断

（一）细菌学检查

1. 抹片镜检

取病料涂片，用抗酸染色法染色后镜检，若发现被检病料中有红色平直或稍弯曲的杆菌，可作出初步诊断，此法缺点是检出率较低。因此，还可采取集菌处理，再作涂片和培养检查。

2. 分离培养

由于结核菌生长较慢，需时较久，费事，一般不作此项检查。

3. 动物接种试验

豚鼠对牛型结核分枝杆菌较为敏感。可取病料 1mL 注射于豚鼠鼠蹊部皮下，注射后约 10d，局部发生硬结，逐渐肿大，3 周后变为溃疡，1～2 个月后全身患结核死亡。肝、脾、肺及淋巴结有多量结核结节。如被检材料怀疑为禽型结核分枝杆菌，最好接种鸡和家兔。家兔接种后，一般在 10 周内死亡，主要在肝、脾发生结核病灶。

（二）病原学诊断

采集病牛的病灶、痰、尿、粪便、乳及其他分泌物样品，做抹片或集菌处理后抹片，用抗酸染色法染色镜检，并进行病原分离培养和动物接种等试验。

（三）免疫学试验

1. 皮内变态反应试验

牛型结核分枝杆菌 PPD（提纯蛋白衍生物）皮内变态反应试验（即牛提纯结核菌素皮内变态反应试验），最好为同一人操作测量，先在牛颈中部一侧上 1/3 处剃毛，用数显游标卡尺测得原皮厚度后，用酒精棉球消毒术部，皮内注入结核菌素。这是目前普遍采用的可靠诊断方法，可作为常规检疫制度来执行。我国结核病检疫使用的是结核菌素，这种变态反应诊断法不仅有助于检出可疑病畜，也能查出隐性病畜，检出率在 95% 以上。

2. 结果判定

72h 注入结核菌素的部位发生硬结、肿块，直径大于 4mm 为阳性，扑杀无害化处理；大于 2mm 小于 4mm 为可疑，42d 再检，复检结果为阳性，则按阳性牛处理，若仍呈疑似反应则间隔 42d 再复检 1 次，结果仍为可疑反应者视同阳性牛处理；小于 2mm 为阴性，作为假定健康畜隔离。

（四）γ-干扰素反应试验

按照《牛结核病防治技术规范》操作，牛尾静脉无菌采血5d，放入肝素抗凝管中，送实验室检测，最终测量OD值，判定结果。

五、防治及处置

（一）采取综合性防治措施

对结核病要采取以"监测、检疫、扑杀和消毒"相结合的综合性防治措施，防止结核病传入和扩散；净化病畜、禽群；培育健康幼畜禽。现以牛结核病为例介绍有关预防措施。

1. 定期检疫

对牛群每年定期用结核菌素进行变态反应检查。早期发现病牛及时隔离。对开放性病牛和无使用价值的牛全部淘汰扑杀，肉经高温处理，有病变的内脏器官应销毁或深埋。对从外地引进的牛只必须进行检疫，健康者方可引进。引入后尚需隔离、检疫，确认为健康牛时方可混群饲养。

2. 分群隔离饲养

将牛分成健康群、假定健康群、结核菌素阳性群和犊牛培育群。各群分隔饲养，固定用具和人员，并坚决执行有关兽医防疫措施。假定健康牛群，每年进行2～3次检疫，发现阳性病牛及时送至病牛群隔离饲养。

3. 培育健康犊牛

从病牛群培育健康牛只是一项积极的措施。通过培育健康犊牛，不断淘汰病牛，将病牛群更新为健康牛群，我国已积累了较好的经验。病母牛所产犊牛立即隔离于犊牛群，喂初乳3～5d，然后喂给消毒奶。生后1个月进行第一次检疫，3～4月龄进行第二次，6月龄进行第三次检疫，3次检查都是阴性反应，可放入假定健康育成牛群饲养，阳性反应者放入病牛群饲养，或进行淘汰处理。

4. 加强兽医卫生措施、杜绝传染、消除传递因素

产房要进行消毒，保持清洁干燥，垫铺褥草。临产母牛在产房分娩。要妥善处理胎衣、羊水及污染物。加强对奶产品的卫生管理工作。固定饲养管理工具及运输车辆，并保持清洁。

加强饲养员及兽医人员的防护和卫生工作。

（二）按照《牛结核病防治技术规范》实施监测

监测比例为：种牛、奶牛100%，规模场肉牛10%，其他牛5%，疑似病牛100%。如在牛结核病净化群中（包括犊牛群）检出阳性牛时，应及时扑杀阳性牛，其他牛按假定健康群处理。成年牛净化群每年春秋两季用牛型结核分枝杆菌PPD皮内变态反应试验各进行1次监测。初生犊牛应于20日龄时进行第一次监测。

（三）加强检疫和流通环节牛结核病的监管工作

无结核病健康牛群，每年春秋各进行1次变态反应检疫。异地调运的动物，必须凭当地动物防疫监督机构出具的检疫合格证明调运。动物防疫监督机构应对调运的种用、乳用、役用动物进行结核病检测。检测合格后方可出具检疫合格证明。调入后应隔离饲养30d，并经当地动物防疫监督机构检疫牛结核病合格后，方可解除隔离，混群饲养。

（四）发生疫病的处置方法

对患病动物全部扑杀，无害化处理。对污染的场所、用具、物品进行严格消毒。对受威胁的畜群（病畜的同群畜）实施隔离，可采用圈养和固定草场放牧两种方式隔离。隔离饲养用草场，不要靠近交通要道、居民点或人畜密集的地区，场地周围最好有自然屏障或人工栅栏。

六、公共卫生和个人防护

注意人员防护，饲养人员每年要定期进行健康检查。发现患有结核病的应调离岗位，及时治疗。养殖人员、畜产品加工人员、兽医、实验室检测人员等在接触可疑病畜、高菌污染物前应穿防护服、戴口罩及手套、穿胶靴。工作完就地脱去所有的防护设备，注意消毒和无害化处理。

第三节 高致病性禽流感

一、病原和危害性

高致病性禽流感是由正黏病毒科流感病毒属 A 型流感病毒引起的以禽类为主的烈性传染病，又称真性鸡瘟或欧洲鸡瘟。我国农业农村部将其列为一类传染病，国家卫生健康委列为乙类人间传染病，世界卫生组织列为法定报告的动物疫病。

A 型流感病毒表面不同亚型血凝素蛋白和不同亚型神经氨酸酶蛋白，可相互组合形成 135 种亚型病毒，其中，H_5 和 H_7 亚型毒株可引发高致病性禽流感，且可感染人类。

二、流行病学

本病一年四季均可发生，广泛分布于世界各地，冬春多发。鸡、鸭、鹅和鹌鹑等家养禽类以及水禽、野鸟、海鸟等均可感染。患禽的羽毛、肉尸、排泄物、分泌物以及污染的水源、饲料、用具均为重要的传染来源。野生鸟类、迁徙水禽和一些哺乳动物为主要传播源。传播途径主要是通过水平传播进行，感染鸡群可通过呼吸道、眼、粪便排出病毒，还可通过空气传播。猪、鸭、鸡、鸽、人均可感染。

（一）传染源

患病的禽类，禽肉、蛋。

（二）传播途径

1. 空气传播

养鸡场等病鸡高度密集的地区，其空气中会含有大量的禽流感病毒。

2. 消化道传播

含有禽流感病毒的肉或蛋，如果加工不当，病毒可能存活导致致病。

3. 易感人群

与活禽密切接触的饲养人员、屠宰人员等。

三、临床症状

本病的潜伏期变化很大，可由几小时至几天，最长为21d。鸡和火鸡感染后症状明显。最急性者往往看不到任何症状就很快死亡。多数病例典型症状为头部周围浮肿、发紫，眼角膜浑浊，结膜潮红出血；口腔内有脓性分泌物，呼吸困难，常摇头或张口呼吸，咳嗽，流泪；鸡冠、肉髯肿胀、发紫；嗉囊、翅膀有出血斑。腿部皮肤鳞片出血，呈紫红色；精神沉郁、食欲减退或废绝，仅饮水；下痢，排绿色粪便。产蛋禽感染后，产蛋量迅速下降，并且产小蛋，甚至停产。

人感染高致病性禽流感的早期症状类似普通型流感，主要为发热，热程1～7d，一般为3～4d。伴有流涕、鼻塞、咳嗽、咽痛、头痛和全身不适症状；部分患者有恶心、腹痛、腹泻等消化道症状；重症患者会出现肺炎、急性呼吸道综合征，死亡率高达80%。

四、诊断

主要通过流行病学调查、临床症状、病理变化和实验室诊断。本病实验室诊断主要应用PCR技术、酶联免疫技术进行病原学检查。

五、防治及处置

目前对禽流感尚无可靠的特异性治疗方法。

（一）加强对禽类、种蛋及禽加工产品的检疫，加强屠宰、流通领域的检疫

国内异地引入种禽、种蛋时，应当先到当地动物防疫监督机构办理检疫审批手续且检疫合格。引入的种禽必须隔离饲养21d以上，并由动物防疫监督机构进行检测，合格后方可混群饲养，严防禽流感从境外传入。实行强制免疫制度，按农业农村部制定的免疫方案中规定的程序进行。种鸡、蛋鸡在雏鸡7～14日龄时，用H_5N_1亚型禽流感灭活菌苗或禽流感二价灭活疫苗进行初免，在3～4周后进行1次加强免疫，开产前再进行1次强化免疫，以后根据免疫抗体监测结果，每隔4～6个月免疫1次。商品肉鸡在7～14日龄时，用H_5亚型禽流感冻干疫苗免疫1次，2周后再加强免疫1次。定期对免疫禽群进行免疫抗体水平监测，根据群体抗体水平及时加强免疫。免疫密度必须达到100%，抗体合格率达到70%以上。

（二）当发生高致病性禽流感时，要尽快由所在地县级以上兽医行政管理部门划定疫点、疫区、受威胁区

对疫区立即封锁，扑杀疫区内所有家禽，并进行无害化处理，同时销毁相应的禽类产品；禁止禽类进出疫区及禽类产品运出疫区；对禽类排泄物、被污染饲料、垫料，污水等按国家规定标准进行无害化处理；对所有与禽类接触过的物品、交通工具、用具、禽舍、场地进行彻底消毒。防止疫情扩散；受威胁区可用禽流感灭活疫苗进行紧急免疫。疫点、疫区内所有患病家禽一律进行扑杀。禽类及其产品按规定处理完毕21d以上，监测未出现新的传染源方可解除封锁。

（三）传染源的管理

一旦发现高致病性禽流感疫情，应当立即上报上级部门，并予以封锁。对患高致病性禽流感的鸡要妥善处理，包括屠宰、焚烧、深埋，同步对粪便、禽舍等进行消毒，养鸡场须经至少21d无新增病例及终末消毒评估合格才能解除封锁进行生产。病人要隔离，积

极治疗，目前人类对禽流感病毒尚缺乏特效药物。

六、公共卫生和人员防护

相关人员进入污染区或可能污染区域，必须戴口罩、护目镜、手套、穿胶靴及防护服，工作完毕后应对场地设施进行彻底消毒，在处理地出口处脱掉防护用品，用消毒水洗手、洗浴。所有暴露者要接受卫生健康部门监测，出现症状的要接受卫生健康部门的检查。密切注意采样及饲养人员的健康状况。

第四节　猪Ⅱ型链球菌病

一、病原与危害性

猪Ⅱ型链球菌病是由致病性链球菌感染引起的一种人畜共患的急性、热性传染病。表现为急性出血性败血症、心内膜炎、脑膜炎、关节炎、哺乳仔猪下痢和孕猪流产等。猪链球菌感染不仅可致猪发病率和死亡率较高，而且可感染特定人群，并可致死亡，危害严重。它是国家规定的二类动物疫病。

链球菌形态呈圆形或卵圆形，常排列成链状，所以称其为链球菌，单个、成对或数个呈短链或数十个乃至上百个呈串珠状的长链。

该菌广泛分布于土壤、空气、水及病料中，既是人、畜上呼吸道、肠道和阴道的常在菌，也是人和动物感染症的重要致病菌，属于条件性致病菌。在动物机体抵抗力降低和外部环境变化诱导下，会引起猪、人、牛、马、羊及禽类等多种动物的感染和发病。猪链球菌病中Ⅰ型和Ⅱ型是主要致病血清型，其中Ⅱ型又称猪链球菌血清Ⅱ型或猪链球菌荚膜Ⅱ型，可通过接触感染导致人类死亡，但不会发生人际传播。

二、流行病学

本病一年四季都可能发生，但以5—11月发病最多；一般呈零星散发，偶尔呈地方性流行。哺乳期仔猪易感，死亡率也较高，中猪、大猪次之，潜伏期为1～3d或稍长；在卫生条件差、气候突变、营养缺乏的情况下易发生败血症。

主要的传染源是病猪和带菌猪；传播途径主要通过消化道、呼吸道、破损的皮肤和黏膜，另外也有内源性感染（即自身感染发病）的；易感染群体主要是与猪及猪肉接触密切的人群（养猪户、屠宰工、兽医、猪肉经营者），通过伤口、黏膜感染；一般人通过食入病死猪肉或带菌猪肉感染。

猪Ⅱ型链球菌在4℃冷藏的生肉内可存活42d，常温下可在粪便中存活8d，60℃水中能存活10min，煮沸的水中可立即被杀死。该菌具有一定耐药性，但对青霉素、红霉素、金霉素、磺胺类均很敏感，一般消毒药能迅速将其杀灭。

三、临床症状

猪急性型常表现为出血性败血症状和脑炎症状，慢性型则以关节炎、心内膜炎及组织化脓性炎症为特点。

最急性的往往不见明显症状就死亡。病程稍长的病猪，体温升高至40～42℃持续不退，皮肤潮红，呼吸急促，呈犬坐式呼吸，食欲废绝，眼结膜潮红，流泪，流出红色泡沫状鼻液，在耳、颈部、腹下及四肢末端出现紫斑，1～4d死亡。发病率一般为30%左右，死亡率可达80%。

脑膜脑炎型多见于哺乳仔猪和断奶仔猪，出现神经症状，如痉挛、口吐白沫、共济失调、转圈、四肢划动呈游泳状，后肢麻痹、爬行，1～5d死亡。

关节炎型常由急性型转变而来，表现一肢或几肢关节肿胀、疼痛、跛行，重者不能站立，精神和食欲时好时坏，衰弱或逐渐恢复，病程 2～3 周。

脓肿型以颌下、咽部、颈部等处淋巴结化脓为特征，形成凸起可见的脓肿，感染后 3 周局部显著隆起，触诊坚硬、有热痛。病猪的采食、咀嚼、吞咽和呼吸均有障碍，脓肿成熟后，表皮坏死，破溃流出脓汁，脓汁排净后，全身症状显著减轻，肉芽组织生长结痂愈合。病程 3～5 周。

人感染链球菌病后，其临床表现为败血症、化脓性淋巴结炎、脑膜炎以及关节炎。

普通型：起病较急，临床表现为畏寒、发热、头痛、头昏、全身不适、乏力，部分病人有恶心、呕吐、腹痛、腹泻等表现，无休克、昏迷表现。外周血白细胞升高，中性粒细胞升高。

休克型：起病急，高热、寒战、头痛、头昏、全身不适、乏力，部分病人出现恶心、呕吐、腹痛、腹泻，皮肤出现出血点、瘀点瘀斑，血压下降，脉压差缩小，末梢循环障碍。

脑膜炎型：发热、畏寒、全身不适、乏力。头痛、头昏、呕吐。重者可以出现昏迷。皮肤没有出血点及瘀点瘀斑，无休克表现。脑膜刺激征阳性，脑脊液呈化脓性改变。

混合型：在中毒性休克综合征基础上，出现化脓性脑膜炎表现。

四、诊断

根据本病的流行病学特点、临床症状及病理变化特征一般可以作出初步诊断。但由于本病的临床表现和病理剖检变化比较复杂，容易与败血性猪丹毒、急性猪瘟等一些败血型疾病混淆，最好进行实验室检查进一步确认。

五、防治及处置

（一）严格检疫，并加强饲养管理

勿从疫区引种、购进肉类和皮毛产品，加强防疫和检疫工作。

坚持自繁自养，减少病菌传入，同时搞好圈舍卫生。注意保持营养的均衡，适当降低饲养密度，避免过度拥挤，增强猪群体的抵抗力。垫料废弃物及病死猪不要随意丢弃，应进行无害化处理，同时按防疫程序做好防疫接种工作。

（二）重视猪舍环境清洁和消毒工作

圈舍和栏架应避免尖锐物品存在，以防划伤皮肤而发生感染。定期对饲养圈舍或场地消毒，消毒药物要交叉使用，以防产生耐药菌株或抗药性。

（三）免疫预防

预防接种一般使用猪Ⅱ型链球菌病疫苗进行免疫注射，种母猪在产前肌内注射2头份；种公猪每年注射2次，每次2头份；仔猪在35～45日龄肌内注射1.5头份。

（四）治疗措施

根据药敏试验结果选出高效的药物进行治疗。最好用青霉素、土霉素、链霉素、复方磺胺等；对局部治疗，将皮肤、关节和脐部等处的局部溃烂组织剥离，脓肿切开，清除脓汁、清洗和消毒，然后将抗生素或磺胺类药物放入患处。

（五）疫情处置

确认为疑似猪链球菌病疫情时，应立即采取隔离、限制移动等防控措施。当确诊发生猪链球菌疫情时，应立即划定疫点、疫区、受威胁区。对病猪做无血扑杀处理，对同群猪立即进行强制免疫接种或用药物预防，并隔离观察14d。必要时对同群猪进行扑杀处理。对被扑杀的猪、病死猪及其排泄物以及可能被污染的饲料、污水等按有关规定进行无害化处理；对可能被污染的物品、交通工具、用具、圈舍进行严格彻底消毒。对疫区、受威胁区所有易感动物进行紧急免疫接种。

六、公共卫生与个人防护

人感染猪链球菌病的传染源是感染的病猪，应采取多种形式向群众宣传教育；猪一旦患病死亡，要立即报告畜牧兽医部门；不宰杀、贩运、销售、购买、食用病猪和死猪；不乱抛、乱扔病死猪尸，应焚烧或加双层漂白粉远离水源深埋；宰杀、贩运、加工人员应穿长袖工作衣服，戴手套，穿高靴，避免皮肤受伤。病人应及时住院隔离，对症治疗，一般很快治愈。

第五节 狂犬病

一、病原和危害性

狂犬病是由狂犬病病毒引起的急性、烈性传染病，所有温血动物和人均可感染，由于其症状明显而严重，病死率极高，一旦发病，几乎全部死亡。随着农村和城市犬的养殖数量的增加，犬咬伤人的事件时有发生，狂犬病严重地威胁人民健康和生命安全。我国农业农村部将其列为二类动物疫病，国家卫健委将其列为乙类人间传染病，世界动物卫生组织将其列为法定报告动物疫病。

狂犬病病毒可被各种理化因素灭活，不耐湿热，如56℃环境下15～30min或100℃环境下2min均可使之灭活，但在冷冻或冻干状态下可长期存活。

二、流行病学

人和温血动物对狂犬病病毒都有易感性，犬科、猫科动物最易感。发病动物和带毒动物是狂犬病的主要传染源，这些动物的唾液中含有大量病毒。本病主要通过患病动物咬伤、抓伤而感染，动物亦可通过皮肤或黏膜损伤处接触发病或带毒动物的唾液而感染发病。本病潜伏期一般为6个月，短的10d，长的可达1年以上。

三、临床症状

发病动物临床症状一般可分为狂暴型和麻痹型两种临床类型。

（一）狂暴型

可分为前驱期、兴奋期和麻痹期。整个病程为 6～8d，前驱期病犬精神沉郁，常躲在暗处，不愿和人接近，性情、食欲反常，喜吃异物。喉头轻度麻痹，吞咽时颈部伸展。瞳孔散大，反射机能亢进，轻度刺激即易兴奋，有时望空扑咬，唾液分泌增多，后躯软弱。兴奋期 2～4d，病犬高度兴奋，表现狂暴并攻击人畜。狂暴发作常与沉郁交替出现。病犬疲惫时卧地不动，当再次受到外界刺激时又可出现一次新的发作，狂乱攻击，自咬四肢、尾及阴部等。随着病程发展，陷于意识障碍，反射紊乱，狂咬，显著消瘦，吠声嘶哑，夹尾，眼球凹陷，散瞳或缩瞳。麻痹期 1～2d。麻痹症状急速发展，下颌下垂，舌脱出口外，流涎显著，不久后躯及四肢麻痹，卧地不起，最后因呼吸中枢麻痹或衰竭而死。

（二）麻痹型

病犬以麻痹症状为主，兴奋期很短或无。麻痹始见于头部肌肉，病犬表现喉头、下颌、后躯麻痹，流涎，张口，吞咽困难和恐水等，经 2～4d 死亡。

猫一般呈狂暴型，症状与犬相似，但病程较短，出现症状后 2～4d 死亡。在发作时攻击其他猫、动物和人。因常接近人，且行动迅速，常从暗处忽然跳出，咬伤人的头部，因此猫得病后比犬更为危险。

牛、羊、猪、马等动物发生狂犬病时，多表现为兴奋、性亢奋、流涎和具有攻击性，最后麻痹衰竭致死。

（三）人感染狂犬病病毒的主要途径

被患病犬或猫咬伤；被带毒的犬或猫咬伤或抓伤；亲密接触犬或猫。

（四）人感染狂犬病的临床症状

人感染后有低热、厌食、头痛、全身酸痛、喉痛、疲倦、不安和紧张，有的恶心、呕吐或腹泻。多数病人有显著的兴奋表现，对触觉、视觉或听觉刺激过敏，但对局部痛觉的反应降低。肌肉张力和反射亢进，时有抽搐。脉搏加速，瞳孔散大，流泪，出汗，唾液增多，吞咽困难，头向后仰或角弓反张，呼吸困难，声带麻痹嘶哑恐惧，叫喊像犬吠，恐水等。最终衰竭死亡，死亡率100%。

四、诊断

本病的临床诊断比较困难，如患病动物出现典型的病症，结合病史可以作出初步诊断。确诊须进一步进行实验室诊断。早期易误诊，儿童及咬伤史不明确者要慎重诊断。已在发作阶段的患者，根据被咬伤史、突出的临床表现，免疫荧光试验阳性则可确立诊断。

（一）鉴别诊断

本病须与破伤风、病毒性脑膜脑炎、骨髓灰质炎鉴别。

（二）并发症

可出现抗利尿激素不适当分泌，尚可并发肺炎、气胸、纵隔气肿、心律失常、心力衰竭、动静脉栓塞、上腔静脉阻塞、上消化道出血、急性肾衰竭等。

五、防治及处置

（一）加大宣传力度，强制免疫

加大对狂犬病防治的宣传力度，提高人们对狂犬病的认识。

免疫是预防狂犬病发生和控制或根除狂犬病流行的最好方法。对所有的犬实行狂犬病疫苗强制性免疫接种，增强机体抵抗力，对免疫犬佩戴免疫标识或发放《家犬免疫证》，建立免疫档案。咬伤是人和家畜发生狂犬病的主要原因。接触患狂犬病的血、尿、乳、唾液、组织等含毒物或吸入含毒的气溶胶，亦可发生狂犬病。从事养犬、医犬、管理犬、灭犬和免疫犬的人员，都应进行事前免疫。

（二）按时防疫，科学饲养

对犬和猫按时进行防疫、科学饲养，提高自我防护意识，避免狂犬病的发生。定期、按时带爱犬或爱猫注射狂犬疫苗，以保证它们不被狂犬病侵扰。尽早为宠物接种狂犬病疫苗，注意观察猫的行为，若有异常行为表现，如精神反常、烦躁不安、恐水、流涎、好攻击，一定要将动物隔离起来。

（三）控制传染源，加强检疫

在运输或出售犬只、猫前，畜主应向动物防疫监督机构申报检疫，动物防疫监督机构对检疫合格的犬只、猫出具动物检疫合格证明；在运输或出售犬只时，犬只应规范佩戴狂犬病免疫标识，畜主必须持有动物检疫合格证明。犬、猫应从非疫区引进。引进后，至少隔离观察30d，期间发现异常时，要及时向当地动物防疫监督机构报告。

（四）加强日常管理

因狂犬病患犬早在出现症状前1～2周即已从唾液中排出病毒，所以养犬、养猫户要注意做好圈舍的清洁卫生，并定期进行消毒，养犬场要建立定期免疫、消毒、隔离等防疫制度。

（五）处置

发现疑似狂犬病动物后，应立即隔离患病动物，限制其移动。当实验室检测确认为狂犬病疫情后，应按照《狂犬病防治技术规范》要求划定疫点、疫区和受威胁区。对所有感染、患病动物和被患病动物咬（抓）伤的动物采取不放血方式扑杀；隔离观察同群动物；对疫区内所有易感动物进行紧急免疫接种；对扑杀动物的尸体、排泄物进行无害化处理，对笼具、污染物进行彻底消毒。

六、公共卫生与个人防护

人如果不幸被可疑犬、猫咬伤或抓伤，要及时进行救治，及时用20%肥皂水或0.1%新洁尔灭反复彻底冲洗伤口（两者不能同时用），如果感觉伤口疼痛，可以请大夫进行局部麻醉。将伤口处污血挤出，冲洗后用70%酒精或2.5%碘酒反复擦拭消毒，伤口不要缝合也不要包扎。

被咬伤者一定要进行狂犬病疫苗免疫。被咬伤后应及时处理伤口，伤口处理完后，应立即在48h内到当地注射狂犬病疫苗和狂犬病免疫球蛋白，确诊狂犬病动物应隔离、捕杀。

第六节　炭疽病

一、病原和危害性

炭疽是由炭疽芽孢杆菌所致的人畜共患急性、热性、败血性传染病。人因接触病畜及其产品、食用病畜的肉类而发生感染。其病理变化特点是败血症变化、脾显著肿大、皮下和浆膜下结缔组织出血性胶样浸润，血液凝固不全，呈煤焦油样。历史上本病曾给人畜造成过巨大的危害。据估计，目前世界上平均每年发生炭疽人数仍达2万～10万，发生家畜炭疽病例数更多。本病广泛分布于世界各地。农业农村部将其列为二类动物疫病，国家卫健委将其列为乙类人间传染病，世界动物卫生组织将其列为法定报告动物疫病。

它是一种古老的人畜共患传染病，由于其危害严重，古人将此病看作一种不可抗拒的"天灾"。后来，抗菌药物和抗炭疽血清的研制，使炭疽这种危害严重的传染病既可预防，又可治疗。

炭疽杆菌为致病菌中最大的一种，长5～10μm，宽1～3μm，有荚膜，无鞭毛，不运动，革兰氏染色阳性。在人和动物体内，单在或连成短链，培养物中菌体则成长链，形如竹节。本菌在体内不形成芽孢，在体外于适宜条件下（12～42℃）可形成芽孢。芽孢呈圆形或卵圆形，位于菌体中央或略偏向一端。炭疽杆菌为需氧菌，在37℃时生长良好。在普通琼脂平皿培养基上生长成不透明、灰白色、扁平、表面粗糙的菌落，边缘不整齐，能形成几个或数十个菌体相连的长链，低倍显微镜观察呈卷发状。在血液琼脂平皿培养基上，生长出湿润黏稠的菌落。菌落周围不溶血。

炭疽杆菌存在于炭疽病畜的尸体、土壤和水中。病畜死亡后各个脏器、血液、淋巴系统、分泌物及排泄物等处均有炭疽杆菌存在。其中以脾脏的含菌量为最多，血液的含菌量次之。

炭疽芽孢杆菌可形成芽孢，其抵抗力极强，土壤中可成活20～30年。炭疽杆菌在病畜体内容易被一般的消毒药物杀死，临床上常用20%漂白粉、0.1%升汞、0.5%过氧乙酸和10%氢氧化钠作为消毒剂。炭疽杆菌繁殖型抵抗力不大，在尸体内经24～96h腐败作用而死亡，加热60℃ 30～50min、75℃ 5～15min、煮沸2～5min均可杀死。而在体外适宜的条件下，可以形成芽孢，抵抗力极强，能够形成持久的疫源地，在污染的土壤、皮张、毛及掩埋炭疽尸体的土壤中能存活数年至数十年，在粪便和水中能长期存活。

炭疽散布于世界各地，尤以南美洲、亚洲及非洲等牧区较多见，呈地方性流行，是一种自然疫源性疾病，杀伤力大。近年来，由于世界各国的皮毛加工等集中于城镇，炭疽也暴发于城市，成为重要的职业病之一。

二、流行病学

本病呈散发或地方性流行，有一定的季节性，夏季发病较多，秋冬发病较少。多发生在吸血昆虫多、干旱或多雨、洪水泛滥的季节。患病动物和尸体以及污染的土壤、草地、水、饲料都是本病的主要传染源，各种家畜、野生动物及人对本病都有不同程度的易感性。草食动物最易感，其次是杂食动物，再次是肉食动物，家禽一般不感染。各年龄人群普遍易感，病后免疫力较持久。人与人的传播很少。本病主要经消化道感染，还可通过呼吸道感染。人主要通过吃死畜的肉或接触污染炭疽杆菌的畜产品而感染，也多经损伤的皮肤而传染，也可通过吸血昆虫的叮咬而传染。

炭疽病畜及死后的畜体、血液、脏器组织及其分泌物、排泄物等均含有大量炭疽杆菌，如尸体掩埋不严或太浅，甚至随意剥皮、解剖和随地刮扔，被猫、狗、鸟及野兽等扒食，可将皮肉、内脏拖到很远的地方散布病原；另外从病畜口、鼻、肛门、阴道流出的血液，病畜炭疽痈破溃液等污染厩舍、饲养管理用具、饲草、饲料，一经健康家畜接触，就可能被传染而发病。被污染的土壤、水源及牧地还可成为炭疽长久的疫源地。

（一）传染源

患病的牛、马、羊、骆驼等食草动物是人类炭疽的主要传染源。猪可因吞食染菌的饲料，狗、狼等食肉动物可因吞食病畜肉类而感染得病，成为次要传染源。炭疽患者的分泌物和排泄物也具传染性。炭疽杆菌在体外遇到空气可变成芽孢，炭疽芽孢具有很强的抵抗力，在干燥的状态下可存活12年以上，于冰冻情况下可存活4年，干热140℃，3h方可杀死。即使已死亡多年的朽尸，也可成为传染源。几乎所有家畜和野兽都可感染此病。经皮肤、黏膜、消化道和呼吸道都可感染炭疽。

（二）传播途径

人感染炭疽杆菌主要通过工业和农业两种方式。接触感染是本病流行的主要途径。皮肤直接接触病畜及其皮毛最易受染，吸入带大量炭疽芽孢的尘埃、气溶胶或进食染菌肉类，可分别发生肺炭疽或肠炭疽。应用未消毒的毛刷，或被带菌的昆虫叮咬，偶也可致病。

（三）易感动物

多种动物对本病易感。动物中以草食动物最为易感，其次为肉食兽。猪有一定的抵抗力，常限于局部感染，取慢性经过。貂特别敏感。鸟类中只有鸵鸟最易感。鱼和青蛙也有易感性。实验动物中以小白鼠、豚鼠、家兔、猴等易感。

（四）易感者人群

主要取决于接触病原体的程度和频率。青壮年因职业（农民、牧民、兽医、屠宰场和皮毛加工厂工人等）关系与病畜及其皮毛和排泄物、带芽孢的尘埃等的接触机会较多，其发病率也较高。

三、发病动物临床症状

本病的潜伏期为1～5d，最长可达20d。主要呈急性经过，多以突然高热后死亡、可视黏膜发绀、天然孔出血、尸僵不全为特征。

(一) 最急性型

绵羊和山羊多见，偶见牛、马。发病急、死亡快，病畜呈败血症症状，表现突然发病，急剧死亡，病程数分钟至数小时。全身战栗，呼吸极度困难，行走摇晃，天然孔出血，痉挛，迅速倒地，昏迷而死，死后天然孔流出血样泡沫或血液。

(二) 急性型

牛、马多见，猪罕见。表现体温升高 40～42℃，精神抑郁，无食欲，站立，呼吸困难，可视黏膜发绀，便血、尿血。濒死期体温急剧下降，呼吸极度困难，天然孔出血，痉挛，倒地而死。病程 1～2d。

(三) 亚急性型

牛、马多见。症状基本与急性型相似，但病程较长。常在颈部、胸前、腹下、乳房或肩肿等体表部位及胃肠或口腔黏膜等处出现炭疽痈，初期坚实、有热痛，后期热痛消失，可发生坏死或溃疡。原发性病灶常可康复，病程 3～7d。

(四) 慢性型

主要发生于猪，无明显症状，主要是咽部炭疽痈或肠炭疽痈，表现体温升高，咽喉部及附近淋巴结明显肿胀，甚至蔓延至颈部、胸部，吞咽及呼吸困难，常因窒息而死。但不少病畜生前无明显症状，宰后检查时才发现。犬及其他肉食兽对炭疽有较强的抵抗力，呈慢性型经过。

(五) 人患病症状

1. 皮肤炭疽

绝大部分炭疽感染是由于人接触染菌的动物皮毛、皮革或毛制品（特别是山羊毛），病菌侵入皮肤表面的伤口或擦破处而造成的。皮肤炭疽开始表现为类似蚊虫叮咬的小包，但是 1～2d 之后则呈疱疹状，然后溃破成溃疡，直径通常为 1～3cm，并且中间有黑色的坏死区域，周围也会出现淋巴结肿胀。在没有接受任何治疗的皮肤炭疽患者中，死亡率大约是20%。如经及时诊治，几乎不会有死亡的情况发生。

2. 肠炭疽

感染一般是由于吃进含有病原的血和肉等，以急性肠道感染为特征。主要症状为恶心、厌食、呕吐和发热，重者腹痛、吐血和有严重的水样便。肠炭疽导致的死亡病例占到25%～60%。

3. 肺炭疽

感染一般是由于吸入含炭疽芽孢的皮毛污染的空气，主要症状与感冒相类似，胸闷、胸痛、咳嗽、呼吸困难、紫绀、血样痰。几天以后，病人出现严重的呼吸问题和中风，肺炭疽通常可以致人死亡。

4. 脑膜炭疽（炭疽性脑膜炎）

伴随剧烈头痛、呕吐、昏迷、抽搐。

四、诊断

（一）综合判定

依据本病流行病学调查、临床症状，结合实验室诊断结果作出综合判定。

对原因不明而突然死亡或死后天然孔出血的病畜，应首先怀疑炭疽。由于本病经过很急，迅速死亡，临床上又无特征症状，所以初发生的病例临床诊断仍较困难，因此，确诊常借助于细菌学检查和血清学试验。实验室病原学诊断必须在相应级别的生物安全实验室进行。

（二）细菌学诊断

从死畜耳静脉或四肢末梢的浅表血管采取血液涂片，用姬姆萨或瑞氏染色液染色，用显微镜检查，可以看到单个或短链有荚膜的两端平截竹节状大杆菌，即可作出初步诊断。猪体局部炭疽涂片的菌体形态常不典型。如果尸体不新鲜时，要注意与类炭疽杆菌相混同，所以腐败病料不适于镜检。

采取新鲜病料接种在普通琼脂平皿上，37℃温箱培养24h后，可见有表面粗糙、边缘卷发状的典型菌落；在普通肉汤培养中，管底有絮状沉淀，上层液透明，轻轻摇动，沉淀物徐徐上升，随后即下沉，不形成菌膜。必要时，对培养的细菌还可进行鉴定试验。

（三）动物感染试验

一般常用小鼠、豚鼠及家兔。将病料或培养物用生理盐水稀释5～10倍，对小鼠皮下注射0.1～0.2mL，或豚鼠0.2～0.5mL，家兔皮下注射0.5～1mL，经2～3d死亡。死亡动物的脏器、血液等抹片，经瑞氏染色镜检，可见多量有荚膜的成短链的炭疽杆菌。也可用病料进行培养及炭疽沉淀反应检查，均可得到阳性结果。

（四）炭疽沉淀反应

又称阿斯科里氏反应。方法是取病死动物的组织数克，剪碎或捣烂，加5～10倍生理盐水，煮沸10～15min，冷后过滤或离心沉淀，用毛细吸管吸取上清液，沿管壁慢慢加入已装有沉淀素血清（成品）的细玻璃管或小试管内，形成整齐的两层液面，在两液的接触面出现白色的沉淀环判为阳性反应（反应在1～2min内出现，最长在10～15min观察），即可诊断为炭疽。这个反应特异性高，操作简便、迅速，检出率高，即使腐败的炭疽材料仍可出现阳性反应。大量畜产品检查时也常采用此法。

对干皮张病料进行检查时，先进行高压消毒后，剪碎，加5～10倍0.5%石炭酸生理盐水冷浸20h或置37℃中浸泡3h，滤过浸出液，即可作为沉淀原，按前述方法进行检验。

（五）荧光抗体法

这是一种特异性强、检出率高的快速诊断法，有条件的单位可采用。

送检病料的方法：及时而正确地送检病料，对防止污染及保证实验室检验是十分重要的。

病畜生前可由耳静脉采血，痈型者可抽取水肿液，肠型者可取粪便（无菌脱脂棉棒吸取），分别放入灭菌试管中，用棉塞将口塞紧，外包蜡纸、牛皮纸或塑料送检。也可用末梢血管血液涂片，自然干燥后，将玻片涂抹面相对叠放，中间夹隔火柴棒，两端细线扎紧，外用油纸包好送检。

炭疽尸体，在消毒条件好时，可取一个耳朵。用细绳在耳根上紧扎两道，用刀从中切断，烧烙切面，包在浸过5%石炭酸溶液的布片内，装于灭菌广口瓶中或其他不漏水的容器内送检。

五、防治及处置

由于本病病程短促，病情急剧，早期确诊、及时治疗十分重要。但必须在严密隔离和专人护理的条件下进行治疗。可用抗炭疽血清早期注射，马、牛100～250mL，猪、羊50～120mL。同时应用抗生素和磺胺类药物，如青霉素、土霉素、链霉素、磺胺二甲基嘧啶等。

（一）预防接种

对炭疽常发地区或威胁区的家畜，应每年定期预防注射。我国目前应用的有以下两种菌苗。无荚膜炭疽芽孢苗：1岁以上马、牛皮下注射1mL，1岁以下皮下注射0.5mL，绵羊、猪皮下注射0.5mL，免疫期1年。Ⅱ号炭疽芽孢苗：各种动物均皮下注射1mL，免疫期山羊为6个月，其他动物为1年。除了做好预防注射工作以外，凡是不明原因死亡的牲畜，不准剥皮吃肉，应经兽医人员诊断后再做处理。更不要将尸体到处乱扔乱埋，应在指定的地点深埋；注意防范牧场、水源、饲草饲料受到污染；屠宰场、肉联厂等应加强检疫工作，严格执行兽医卫生措施。

（二）管理传染源

病人应隔离和治疗。对病人的用具、被服、分泌物、排泄物及病人用过的敷料等均应严格消毒或烧毁，尸体火化；对可疑病畜、死畜必须同样处理；禁止食用或剥皮；尸体各组织器官内可能携带大量病原菌，从事尸体剥皮、分割以及运肉者均存在感染风险。

（三）切断传播途径

对可疑污染的皮毛原料应消毒后再加工。牧区收购、调运、屠宰加工要有兽医检疫。防止水源污染，加强饮食、饮水监督；收到白色粉末的邮包不要随意打开。

（四）保护易感者

对从事畜牧业、畜产品收购、加工、屠宰业、兽医等工作人员及疫区的人群，可接种炭疽杆菌减毒活菌苗，每年接种1次；与患者密切接触者可以应用药物预防。

（五）疫情处置

1. 立即报告

发现患有本病或者疑似本病的动物，应立即向当地动物防疫监督机构报告。当地动物防疫监督机构接到疑似炭疽疫情报告后，应及时派人到现场进行流行病学调查和临床检查，采集病料送符合规定的实验室诊断，并立即隔离疑似患病动物及同群动物，限制移动。

发生炭疽时的扑灭措施：发生炭疽后，应立即报告上级，迅速确诊并查明疫情，采取坚决措施，尽快扑灭疫情。对全部易感动物进行测温和临床检查。如发现病畜及可疑病畜，立即隔离并用抗炭疽血清、抗菌药物进行治疗。对其他与病畜直接或间接接触过的假定健康家畜先行注射炭疽血清（马、牛为30~40mL，猪、羊为20mL），在7~10d用炭疽芽孢苗进行主动免疫注射，并注意观察。疫区周围地区的家畜也要进行注射。

根据发病现场牲畜及地理情况，划定疫区，进行封锁。在最后一头病畜痊愈或死亡后14d不再发现新病畜时，方可解除封锁。对尸体及排泄物、病畜污染的褥草、饲料、表土等，在指定的地点深埋或焚烧。严禁剥皮吃肉，以免人被感染和散播病原。不允许将尸体抛于野外和江河之中，以保护土壤、牧场、水源不受污染。对病畜污染的圈舍、饲养管理用具、车辆等进行严格消毒；病畜污染和停留地的表土要铲除深埋，并进行消毒；粪便、垫草和废弃物烧掉；被炭疽杆菌污染的毛、皮可用2%盐酸或10%食盐溶液浸泡2～3d消毒，或者用甲醛液熏蒸消毒，或用环氧乙烷蒸气消毒。

2. 严禁解剖

对病死动物尸体严禁进行开放式解剖检查，采样时必须按规定进行，防止病原污染环境，形成永久性疫源地。确诊为炭疽后，患病动物和同群动物全部进行无血扑杀处理。其他易感动物紧急免疫接种Ⅱ号炭疽苗皮下注射1mL。对病畜的畜舍、畜栏、用具及地面应彻底消毒，表土铲去15～20cm并混20%的漂白粉深埋。所有运载工具、饮水用具等必须进行严格彻底的消毒。对所有病死动物、被扑杀动物，以及排泄物和可能被污染的垫料、饲料等物品产品进行无害化处理，做好自身防护。

3. 注射疫苗

动物一般不用药物治疗。对已发过病的老疫区每年春季进行疫苗预防注射1次，各种家畜均可用Ⅱ号炭疽苗皮下注射1mL；或无毒炭疽芽孢苗：1岁以上大动物皮下注射1mL，1岁以下大动物和各龄猪、绵羊，皮下注射0.5mL（但山羊不适用）。要经常性消毒，雨季要重点消毒。对皮张、毛等实施消毒。

六、公共卫生和人员防护

发现疑似炭疽病畜时，要及时上报有关部门，不得私自处理，不能进行解剖。凡有机会接触炭疽病畜、尸体、畜产品、炭疽杆菌的人员，如饲养员、兽医、屠宰和皮毛加工人员、实验室工作人员等，都应穿戴工作服、口罩和手套等防护装备，必要时及时进行炭疽疫苗的免疫接种；处置完毕后应对防护装备进行消毒处理，人员用消毒水洗手。人炭疽如能早期发现，及时用抗菌药物或抗炭疽血清治疗，可以治愈。否则，可危及生命。

第七节 沙门氏菌病

一、病原和危害性

沙门氏菌病，又称副伤寒，是由沙门氏菌引起的人畜不同形式的疾病总称，以引起败血和肠炎为特征，有的可引起怀孕母畜流产。本病分布于世界各地，对牲畜的繁殖和幼畜的健康带来严重危害。农业农村部将其列为二类动物疫病，国家卫健委将其列为乙类人间传染病，世界动物卫生组织将其列为法定报告动物疫病。

本病原属肠杆菌科沙门氏菌属，为革兰氏阴性小杆菌。兽医上常见的沙门氏菌除鸡白痢与鸡伤寒沙门氏菌外，其余都有鞭毛。无荚膜、无芽孢。一般在普通培养基上生长良好。通常有菌体抗原（O）及鞭毛抗原（H），O抗原是血清学分型的基础。本菌的抵抗力不强，一般消毒药即可杀死。

二、流行病学

病原为沙门氏杆菌，对宿主的感染范围可分为三类：侵害动物不侵害人的，如马流产沙门氏菌、鸡白痢沙门氏菌；侵害人不侵害动物的，如伤寒沙门氏菌和副伤寒沙门氏菌；侵害动物也侵害人的，如鼠伤寒沙门氏菌和猪霍乱沙门氏菌。病畜和带菌动物是主要传染源。

沙门氏菌被认为是最重要的食源性病原之一。各种年龄的动物均可感染本病，但幼畜比成年畜易感。一般呈散发或地方流行性，本病一年四季均可发生，猪多在阴雨潮湿的季节发病，牛多发生于夏季，马多发生于春秋两季，羊则发生于春、夏、秋、冬，如发生在冬春季节易造成流产。该菌是自然界中的常在菌，所以各种应激因素均可促进本病的发生与流行。本病的主要传播途径是消化道。食物传播是引起人类沙门氏菌感染的主要方式。

三、临床症状

本病在不同动物的表现形式不同。

（一）牛

主要侵害 10～30 日龄犊牛，表现为高热（40～41℃）、不食、脉搏频数、呼吸困难，排出灰黄色恶臭稀便，粪便中常有带血黏液，最后因脱水而死亡。

（二）羊

可发生于各种年龄羊只，羔羊以急性败血症和下痢为特征，表现为高热、衰竭，排黏液性、带血、恶臭稀便；孕羊于 50d 左右流产或死胎。

（三）鸡

多发生于带菌种蛋孵出的幼雏，潜伏期一般为 4～5d，以发热、贫血、下痢为特征。主要症状为羽毛蓬松、翅膀下垂、瞌睡、怕冷、打盹、腹泻，粪便呈白色糊状沾污肛门周围。成年鸡表现消瘦，产蛋率降低。

（四）猪

通常分为两种类型。

1. 急性型

呈败血症形式，多发生于断乳前后的仔猪。乳猪常突然发病、精神不振、食欲减少、体温升高至 41℃ 以上，很快死亡。

2. 慢性型

是仔猪常见的病型。常由急性转变而来，患猪体温偏高，逐渐消瘦、生长停滞、贫血、眼结膜炎或有脓性分泌物，顽固性腹泻、粪便灰白恶臭，多以死亡告终或成为僵猪。

四、诊断

由于根据流行病学、临床症状和病理变化，只能作初步诊断，因此，还必须用细菌分离和鉴定及免疫血清学技术进一步确定，确诊须从病畜（禽）的血液、内脏器官、粪便或流产胎儿胃内容物、肝、脾取材做沙门氏菌的分离和鉴定。此外，传统手法中有鸡与马副伤寒运用试管凝集试验，鸡的白痢运用平板凝集试验。鸡白痢和伤寒具有相同的 O 抗原，因此鸡白痢标准抗原也可用来对禽伤寒进行凝集试验。

五、防治及处置

预防本病应加强综合措施。目前，国内生产有牛副伤寒氢氧化铝菌苗、仔猪副伤寒菌苗，注苗后都有一定的免疫效果。有望治愈的病畜禽应在隔离的条件下治疗，无治疗价值的应及时淘汰处理，对畜禽进行检疫，场地、畜禽舍及用具严格消毒，死亡畜禽深埋或焚烧，防止交叉感染扩大传播。治疗可用金霉素、土霉素、卡那霉素、恩诺沙星、磺胺增效剂药物配合用药，同时采取对症和支持疗法，可提高治愈率。

六、公共卫生与个人防护

重视食品安全，严格卫生检验，注意人员和污染场所的消毒，对带菌产品进行严格的无害化处理。养殖场、屠宰场、畜产品加工厂人员以及兽医、实验室人员等与感染或可能感染的畜舍及其粪便等污染物接触前，应戴口罩、手套和护目镜，穿防护服和胶靴。工作结束后，所有防护装备应就地脱下消毒。

第八节　棘球蚴病

一、病原和危害性

棘球蚴病是由带科棘球属的棘球绦虫的幼虫寄生于牛、羊、猪及人等多种哺乳动物的肝、肺及其他脏器内所致的人畜共患传染病，俗称包虫病，是一种重要的人畜共患寄生虫病，也是地方病之一。我国农业农村部将其列为三类动物疫病,国家卫健委将其列为丙类人间传染病,世界动物卫生组织将其列为法定报告动物疫病。

棘球蚴呈囊泡状,小的如豌豆,大的如小儿头,囊内有无色透明的液体。绵羊是棘球蚴最适宜的中间宿主,棘球蚴常寄生于中间宿主的肝、肺、脾、肾等器官表面。

寄生在犬、狼等体内的成虫数量一般很多,它们的孕卵节片随粪便排出外界,虫卵散布在牧草或饮水中,中间宿主牛、羊和猪等随着吃草或饮水而遭受感染。虫卵在胃肠消化液的作用下,六钩蚴脱壳而出,穿过肠壁,随血流而至肝和肺,逐步发育为棘球蚴。终末宿主犬、狼等食入有棘球蚴的脏器而受到感染。

人误食细粒棘球绦虫的虫卵后,可患严重的棘球蚴病。寄生于人体的棘球蚴可生长发育达 10～30 年之久。

二、流行病学

本病呈全球性分布,主要流行于畜牧业发达地区,在中国以甘肃、宁夏、青海、新疆、内蒙古、西藏、四川西部、陕西较为多见。泡型棘球蚴病又被称为"虫癌",是高致死的疾病。

本病的主要传染源为犬,其次为狐、豺等犬科动物,人和羊、猪、牛等多种动物是中间宿主。在流行区的羊群中常有包虫病存在,牧民常以羊内脏喂犬,使犬吞食包虫囊,肠内寄生虫数可达数百至数千,其孕卵节片具有活动能力,可爬在犬的皮毛上。当犬只互相撕咬时把节片压碎,粪便中虫卵常污染全身皮毛,人与其密切接触则很容易感染。

直接感染主要由于人与犬密切接触,其皮毛上虫卵污染手指后经口感染。若犬粪中虫卵污染蔬菜或水源,尤其人畜共饮同一水源,也可造成间接感染。

不良的生产生活方式会加剧棘球蚴病的流行,尤其农牧民乱扔牛羊的内脏,被犬食用后感染,犬排出带有虫卵的粪便,造成人畜间恶性循环。本病潜伏期长,人多在儿童期感染,青壮年发病。

三、临床症状

寄生在肺部时，发生呼吸困难、咳嗽、气喘等症状。寄生在肝部时，最后多呈营养衰竭和极度虚弱。轻度感染和感染初期的羊通常无明显症状；严重感染的羊，被毛逆立，时常脱毛，育肥不良，肺部感染时有明显的咳嗽，咳后往往卧地，不愿起立。

四、诊断

病畜临床诊断较为困难，死后剖检时，在肝、肺等处发现棘球蚴即可确诊。对人和动物也可用X线透视和超声波进行诊断。确诊需进行病原鉴定。

五、防治及处置

（一）控制传染源，消灭野犬

加强对犬的管理，定期驱虫。用吡喹酮药饵（5mg/kg）、甲苯唑（8mg/kg）、氢溴酸槟榔碱（2mg/kg）或氯硝柳胺（灭绦灵，犬的剂量为25mg/kg）可驱除犬的各种绦虫。驱虫后排出的粪便和虫体应集中深埋或焚烧。

加强对野犬、无名犬和流浪犬的管理。

（二）加强宣传教育，防止污染

患棘球蚴病畜的脏器一律进行深埋或烧毁，以防被犬或其他肉食兽吃入；实施定点屠宰，加强检疫，防止感染棘球蚴的动物组织和器官流入市场；保持畜舍、饲料和饮水卫生，防止犬粪污染。

（三）对放牧草场定期用杀虫剂驱杀

可结合实际情况使用杀虫剂，但需注意杀虫剂需选择对牲畜安全的类型，且需与棘球蚴病的专项防控措施（如犬驱虫、粪便管理）结合，才能实现综合防控效果。

六、公共卫生和个人防护

加强肉品卫生检验工作，对有病脏器必须销毁，严禁作犬食。人与犬等动物接触或加工狼、狐狸等毛皮时，应注意个人卫生，严防人体感染。

从事棘球蚴病现场防治人员应穿戴合适的防护装备，包括胶靴、手套、口罩、帽子、防护服等，每年定期体检并检查棘球蚴，及时发现治疗。

第九节　大肠杆菌病

一、病原和危害性

大肠杆菌病是由致病性大肠杆菌引起家畜、家禽和人的多病型的疾病总称。该菌能产生多种毒素，如肠毒素、水肿毒素、溶血素。其中肠出血性大肠杆菌（EHEC）O157：H7是一种食源性大肠杆菌，可引起婴幼儿腹泻、出血性结肠炎、溶血性尿毒综合征、血栓性血小板减少性紫癜。我国农业农村部将其列为三类动物疫病。

本病病原为埃希氏大肠杆菌，为革兰氏阴性无芽孢的卵圆形或杆状菌，大多数具有周身鞭毛，能运动，一般不具有可见的荚膜。本菌需氧及兼性厌氧，在普通培养基上生长良好。在麦康凯琼脂上形成红色菌落，在伊红美蓝琼脂上产生黑色带金属光泽的菌落。

根据菌体抗原（O）、被膜抗原（K）和鞭毛抗原（H）的不同，可将大肠杆菌分为不同的血清型。

大肠杆菌具有较强的耐酸性，耐低温，在自然界的水中可存活数月，不耐热，75℃ 1min 即被灭活，对一般消毒剂敏感。本菌的抵抗力不强，巴氏消毒即可将其杀死，常用消毒药在数分钟之内能杀死本菌。

二、流行特点

本病一年四季都可发生，天气多变的春秋两季多发。病畜禽和带菌动物是本病的主要传染源。主要通过排泄粪便的方式排泄病原菌，污染环境、饲料和饮水等，可经呼吸道、消化道、可视黏膜感染家畜、家禽和人；也可垂直传播。大肠杆菌是条件性致病菌，病原存在于正常家畜的肠道内，当饲养管理不良、营养失调时，机体抵抗力下降则发生内源性感染。如有其他疾病时，常激发或合并感染，卫生条件差、环境恶劣时发病更为严重。本病可散发感染或暴发流行。

三、临床症状

动物的生长期不同产生的疾病不同，表现的临床症状也不一样。

（一）禽大肠杆菌病

不同患病动物在临床上主要表现为两种病型。

1. 急性败血性

多见于幼禽。感染胚胎出壳后死亡。卵黄吸收不良，腹膜炎，肝周炎，心包炎，纤维素性气囊炎，脐部位肿大发炎，精神萎靡，羽毛松乱，呼吸困难，食欲废绝，严重下痢，粪便稀薄呈黄绿色。机体由于脱水，爪子发干，消瘦。

2. 亚急性和慢性型

多发生于成年禽，精神委顿，废食，下痢，肛门周围羽毛上沾着混有卵清或卵黄的恶臭稀粪，腹部膨大，下垂，产蛋率、孵化率下降。种公禽外生殖道器官发炎、坏死。

（二）猪大肠杆菌病

包括仔猪黄痢、仔猪白痢、仔猪水肿病3种。

1. 仔猪黄痢

可在出生后12h发病，表现为全身衰弱死亡。1周内仔猪排出糊状黄色粪便,很快消瘦死亡,死亡率很高。

2. 仔猪白痢

临床上见到 10～30 日龄仔猪发生腹泻,而且排出乳白色或灰白色的糊状、黏稠、腥臭粪便。发病率 50% 左右,死亡率低。在同一窝中有的发病,有的不发病,有的重,有的轻。1 周左右可自愈。

3. 仔猪水肿病

断奶后 1～2 周的猪突然发病,精神委顿,食欲减退,呼吸困难,喘气,口吐白沫,常便秘。病猪独卧,喊叫,肌肉震颤抽搐。弓背,站立不稳(有的前肢麻痹,有的后肢麻痹)。行走时摇摆、盲目前进或转圈运动。眼睑结膜,齿龈及颈、腹部水肿。

(三)牛大肠杆菌病

常发生于犊牛,高烧,腹泻,排水样便,消瘦,有的精神沉郁死亡,有的发育迟缓,病程长,有的因并发关节炎或脑炎而死亡,有的出现典型的中毒症状。

(四)羊大肠杆菌

临床上分为两种病型。

1. 败血型

多发于 2～6 周龄的羔羊,体温高达 41.5～42℃,病羔精神委顿,迅速虚脱,并表现神经症状,四肢僵硬,运步失调,视力障碍;有些病例出现关节炎,很少有或无腹泻,多在发病后 4～12h 死亡。

2. 腹泻型

多发于 7 日龄以内的幼羔,病初体温升高至 40.5～41℃,出现腹泻后体温下降至正常或略高。开始粪便为糊状,后变为严重的腹泻,颜色为黄色或灰白色,呈泡沫状,有时混有血液和肠液。病羔虚弱、卧地,在 1～2d 死亡。

(五)人大肠杆菌病

以散发为主,每年的 7—8 月为发病高峰期,人主要经粪—口途径感染,其中食源型引起暴发的概率最高,其次为水源型,再次为接触型。潜伏期为 3～5d,病程 2～9d,临床表现不一,包括无症状感染、轻度水泻、出血性肠炎、溶血性尿毒综合征、血栓性血小板减少性紫癜。

四、诊断

根据流行特点、临床症状、病理变化作出初步诊断，确诊需进行细菌学检查等实验室诊断。

五、防治及处置

（一）治疗方法

对病畜禽用最敏感药物进行口服或肌内注射，每天2次。出现脱水症状时，可口服补液盐调整胃肠机能或复方盐水静脉注射，每次30～50mL，亦可用碳酸氢钠和安钠咖等。根据情况，病的初期可用盐类泻剂清理胃肠道，后期下痢时用消毒收敛药等。可以灌服6%硫酸镁30～60mL，6～8h后再灌服1%高锰酸钾10～20mL，未见效的第二天再灌服1%高锰酸钾1次，直到好了为止。病好转时口服微生态制剂，加速恢复胃肠道机能，但此类药物不能和抗生素一起服用。

对人目前在出血性大肠杆菌O157感染治疗中主要强调早期诊断，病人的治疗以对症支持疗法为主，可以使用微生态制剂，如双歧杆菌、乳酸杆菌、酪杆菌等活菌制剂，可调节重建肠道的生态平衡，从而阻止外袭细菌定植。维护肠黏膜屏障功能的制剂也有一定的作用。原则上不用止泻药和抑制肠蠕动的药物，以预防致命性并发症发生。

（二）防治措施

（1）本病与饲料和卫生有直接关系。应合理搭配饲料，保证一定的粗纤维，控制能量和蛋白水平不可太高；饲料不可突然改变，应有7d左右的适应期。

（2）加强饲养管理，改善饲养条件，特别应加强新生幼畜禽的饲养管理，提高畜禽抵抗力。

（3）树立防疫意识，坚持预防为主。小区大门设消毒池，对进出车辆消毒。实行全进全出制。降低饲养密度，注意通风，尽量减少各种应激。严禁外来人员进入畜禽场，饲养员不与外界动物接触，不得将外界动物及动物产品等带入养殖场。每栋畜禽舍入口处设消毒池，饲养员最好淋浴更衣进入养殖场。不同舍饲养员不得互串。

（4）做好灭鼠灭蚊工作，建立严格的卫生消毒制度，畜禽舍定期消毒，病畜禽尽快隔离。注意饲料和饮水卫生，加强粪、尿等无害化处理。死亡动物要焚烧或深埋。

六、公共卫生和个人防护

重视食品安全，严格卫生检疫和污染场所消毒，对带菌动物产品进行严格的无害化处理。养殖人员、畜产品加工人员、兽医、实验室人员与畜禽及畜禽产品接触前应戴口罩、手套和护目镜，穿防护服和胶靴。工作完后所有防护装备就地脱下消毒。

第十节 李氏杆菌病

一、病原和危害性

李氏杆菌病是由李氏杆菌引起的一种散发性人畜共患传染病。家畜和人以脑膜炎、败血症、流产为特征；家禽和啮齿类动物以坏死性肝炎、心肌炎为特征。我国农业农村部将其列为三类动物疫病。

本菌对热的耐受性比大多数无芽孢杆菌稍强，常规巴氏消毒法不能完全杀灭，65℃经30～40min才能被杀灭。一般消毒药都易使之灭活。

二、流行病学

（一）传染源

为患病动物和带菌动物。患病动物的粪、尿、乳汁、精液以及眼、鼻、生殖道的分泌物都可分离到病菌。

（二）传播途径

本病经消化道、呼吸道、眼结膜及皮肤损伤等途径感染。饲料和饮水是主要的传染媒介，也可通过蜱、蚤、蝇等传播。

（三）易感动物

已查明有42种哺乳动物和22种鸟类易感。家畜中以绵羊、猪、家兔发病多，牛、山羊次之，马、犬、猫很少发生；家禽以鸡、火鸡、鹅较多发生，鸭极少感染；野禽、野兽和啮齿动物也易感，尤以鼠类易感性最高，是本菌的自然贮存宿主。人常由于食用了生的或被致病性李氏杆菌污染的牛奶、奶制品及速食肉类而感染本病。

（四）流行特点

本病多为散发性，有时呈地方流行，发病率低，但致死率高。一年四季都可发生，以冬春季节多见，夏秋季节只有个别病例。由于本病发生多与青贮饲料有密切关系，故又将本病称为青贮病。

三、临床症状

潜伏期一般为2～3周，短的仅数天，也有的长达2个月。

临床以发热，神经症状，孕畜流产，幼龄动物、啮齿动物和家禽呈败血症为特征，但不同种动物临床表现不一样。

（一）反刍兽

病初发热，羊体温升高1～2℃，牛表现轻热。舌麻痹，采食、咀嚼、吞咽困难。头颈呈一侧性麻痹，弯向对侧，常沿头的方向旋转或做圆圈运动，遇障碍物以头抵靠而不动。角弓反张，昏迷卧于一侧，直至死亡。妊娠母牛（羊）流产，幼畜常发生急性败血症而很快死亡。

（二）猪

表现运动失调，无目的行走或后退，或做圆圈运动，或头抵地不动，或头颈后仰，前、后肢张开呈观星姿势。肌肉震颤、僵硬，阵发性痉挛，侧卧时四肢作游泳状。有的后肢麻痹，拖地而行。仔猪以败血症为主，表现体温升高、咳嗽、呼吸困难、腹泻、耳部及腹部皮肤发绀，有的有神经症状，发病率较高。

（三）马

主要表现脑脊髓炎症状，体温升高，感觉过敏，容易兴奋，共济失调，四肢、下颌和喉部呈不全麻痹。意识和视力显著减弱。幼驹常表现轻度腹痛、不安、黄疸和血尿等症状。

（四）兔

表现神志不清，口吐白沫。呈间歇性神经症状时无目的地向前冲撞或转圈运动，最后倒地、头后仰而死。

其他啮齿类动物常表现败血症症状。

（五）家禽

表现精神沉郁，停食、下痢，多在短时间内死于败血症。病程较长的可发生痉挛、斜颈等神经症状。

（六）人

潜伏期 3～70d，平均 3 周。新生儿及成年人感染后表现为脑膜炎和败血症，伴随发热、剧烈的头痛、恶心、呕吐和颈部强直。

四、诊断

根据临床症状和病理变化可作出疑似诊断，确诊须进一步做实验室诊断。

五、防治及处置

本病无有效的疫苗。主要采取加强检疫、消毒和饲养管理等综合措施进行预防。养殖场应建立严格的消毒制度，定期开展消毒、驱除啮齿动物和体外寄生虫；加强饲养管理，防止饲喂病菌污染的饲料和水；坚持自繁自养和封闭式管理制度，不从疫区引进动物。发病时实施隔离、消毒、治疗等措施。对病畜的乳、肉及动物产品必须无害化处理。有病动物可用抗生素和磺胺类药物进行治疗。

六、公共卫生和个人防护

养殖场、屠宰场、畜产品加工厂人员及兽医工作者应注意人身防护。

在接触病畜禽及污染物前，应穿防护服，戴口罩、手套，穿胶靴等，工作结束后，就地脱下消毒、清洗。

第十一节 肝片吸虫病

一、病原和危害性

肝片吸虫病是由寄生于牛、羊等各种反刍动物的肝脏胆管中的肝片形吸虫所引起的人畜共患寄生虫病，又称肝蛭病。农业农村部将其列为三类动物疫病。马属动物及野生动物也可寄生，并且可寄生于人体内，本病能引起急性或慢性的肝炎和胆管炎，并继发全身性的中毒和营养障碍，尤其可引起幼畜大批死亡。

（一）生活史

肝片吸虫成虫寄生于终末宿主牛、羊等动物肝内或肝外胆管，虫卵随胆汁进入消化道，又随粪便排出体外。虫卵在有水的环境中和适宜的温度下，经 10～25d 孵出毛蚴。毛蚴在水中游动，寻找中间宿主锥实螺后，钻入锥实螺的肝脏，发育成胞蚴。胞蚴分裂增殖形成雷蚴，雷蚴突破胞蚴，仍在螺体内生长，成熟的雷蚴再分裂增殖成尾蚴。

尾蚴离开螺体后在水中游动发育为囊蚴。囊蚴漂浮于水中或黏附在草叶上，牛、羊吃了这种水草，囊蚴进入动物的消化道，童虫脱囊而出，穿过肠壁，而后经肝包膜进入肝脏。在肝脏内经若干时间的移行后，进入胆管，发育为成虫。成虫在动物体内可生存 3～5 年。人因生吃带囊蚴的水生植物、含嚼水草或饮用含囊蚴的河水偶被感染，多为散发。在人体存活期长达 12 年。

（二）危害性

牛羊的肝脏胆管中如被肝片吸虫寄生，肝细胞被破坏，引起肝炎及胆管变硬，虫体在胆管内生长发育并产卵，造成胆管的堵塞，影响消化和食欲；由于虫体分泌的毒素渗入血液中，溶解红血细胞，使家畜发生贫血、消瘦及浮肿等中毒现象。

肝片吸虫病多发生于低洼和有沼泽的放牧地区，在干旱的年份显著减少，夏秋季节感染率高，尤其是在多雨的季节更是如此。当畜群长期放牧在低湿的牧场上时，最易引起高度的侵袭。由于成虫排卵量大，生活期长，又在幼虫期进行无性繁殖，适宜的温度和湿度有利于中间宿主锥实螺的生长、发育和繁殖，从而加速了疾病的传播与流行。

本病的流行广泛，牛、羊均有发生，常引起大批死亡，造成严重的经济损失。

病畜和病人是主要的传染源。寄生宿主范围较广，除牛、羊外，还可寄生于人和猪、马、犬、猫、驴、骆驼、兔等动物。本病在多雨季节，尤其是久旱逢雨的温暖季节可暴发和流行。

二、临床症状

症状不是很明显，幼畜受侵时危害性较大，羊的危害性比牛的明显。幼畜大量感染时可出现：体温升高，精神萎靡，偶有腹泻，肝区触诊敏感，很快出现贫血，在几天内突然死亡。一般常为慢性过程，逐渐消瘦，皮毛粗乱，黏膜苍白，食欲稍有不振。

（一）牛

常呈慢性经过，表现精神不振、贫血、消瘦，眼睑、下颌、胸下、腹下发生水肿。食欲减退或表现异嗜，胃弛缓，初期腹泻与便秘交替，后期则发生水泻，粪呈黑褐色，有腥臭味，混有未消化的草渣。肝肿大，肝区触诊有痛感，出现黄疸。严重的病例可因极度瘦弱而死亡。

（二）羊

与牛的症状基本相似，但在感染大量肝片吸虫时，有的呈急性经过，体温升高，跟不上群。由于大量幼虫进入肝脏内，引起创伤性出血性肝炎，可视黏膜变为苍白，肝脏肿大，触诊有痛感，常常迅速死亡。

三、诊断

根据临床症状、虫卵检查、病理剖检以及流行病学资料进行综合判定，一般不难确诊。对羊的急性肝片吸虫病，其诊断应以剖检为主，把肝脏切碎，在水中挤压后淘洗，可找到大量的童虫。

四、防治及处置

（一）驱虫

每年两次定期驱虫，在秋末冬初或由放牧转为舍饲之后，驱虫能保护动物过冬，并预防动物冬季发病；另一次在冬末春初，动物由舍饲改为放牧之前，这次驱虫可以减少动物在放牧时散播病原。

（二）消灭中间宿主

消灭中间宿主锥实螺，并尽量不到沼泽、低洼地区放牧。

（三）粪便处理

羊的粪便要堆积发酵后方可使用，以杀虫卵。

（四）预防和治疗

常用药物有丙硫苯咪唑、左旋咪唑、硫双二氯酚、硝氯酚、四氯化碳等药物。

（五）处置

做好饮水消毒、净化工作。对家畜粪便应经过生物热处理等无害化处理。

五、公共卫生和个人防护

农牧区家庭的动物圈棚要定期消毒，人员平时注意个人卫生，养成良好的生活方式和健康的行为习惯。牧业人员应当使用专用消毒剂洗手，并要经常淋浴，清洁身体，灭虫消毒。做好人员防护，防止虫卵经口感染。

第十二节　弓形虫病

一、病原和危害性

弓形虫病又称弓浆虫病或弓形体病，是由弓形虫（一种寄生性原虫）感染动物和人而引起人畜共患的原虫病。我国农业农村部将其列为二类动物疫病。本病以高热、呼吸及神经症状、动物死亡和怀孕动物流产、死胎、胎儿畸形为主要特征。弓形虫是孕期宫内感染导致胚胎畸形的重要病原体之一。本病与艾滋病（AIDS）的关系亦密切。弓形虫病是一种世界性分布的人畜共患的寄生性原虫病，在家畜和野生动物中广泛存在。

弓形虫病的病原是弓形虫属刚地弓形虫，简称弓形虫。弓形虫的全部发育过程中可有5种不同形态的阶段，即5种虫型：滋养体和包囊两型出现在中间宿主体内；裂殖体、配子体和卵囊只出现在终末宿主体内。它的整个发育过程需要两个宿主。猫及其他猫科动物是弓形虫的终末宿主，弓形虫在猫小肠上皮细胞内进行类似于球虫发育的裂体增殖和配子生殖，最后形成卵囊，随猫粪排出体外。卵囊在外界环境中，经过孢子增殖发育为含有两个孢子囊的感染性卵囊。人、畜、禽以及许多野生动物为中间宿主，中间畜主食入弓形虫的包囊、滋养体或卵囊均少感染，虫体进入宿主有核细胞内进行无性繁殖，急性者在腹水中常可见到游离的滋养体。

二、流行病学

（一）传染源

主要是病畜和带虫动物，其血液、肉、内脏等都可能有弓形虫。已从乳汁、唾液、痰、尿和鼻涕等分泌物中分离出弓形虫。在流产胎儿体内、胎盘和羊水中均有大量弓形虫的存在。如果外界条件有利于弓形虫存在，就可能成为感染源。

（二）传染途径

动物吃了猫粪中的感染性卵囊或含有弓形虫速殖子或包裹的中间宿主的肉、内脏、渗出物、排泄物和乳汁而被感染。速殖子还可通过皮肤、黏膜感染，也可通过胎盘感染胎儿。

（三）流行情况

本病分布遍及全球，动物和人的感染均普遍。国内弓形虫病在家畜中流行很普遍。喂猫粮并且关在家中的猫感染率最低，而经常吃生食、外出的猫感染率较高，其余依次为猪、羊、牛、马等。

（四）易感动物

人、畜、禽和多种野生动物对弓形虫均具有易感性，其中包括十余种哺乳动物、70种鸟类、5种变温动物和一些节肢动物。在家畜中，对猪和羊的危害最大，尤其对猪，可引起暴发性流行和大批死亡。在实验动物中，以小鼠和地鼠最为敏感，豚鼠和家兔也较易感。

（五）感染途径

以经口感染为主，动物之间相互捕食和吃未经煮熟的肉类为感染的主要途径。此外，也可经损伤的皮肤和黏膜感染。在妊娠期感染本病后，可能通过胎盘感染胎儿。

三、临床症状

（一）猪

病猪突然废食，体温升高至41℃以上，稽留7～10d。呼吸急促，呈腹式或犬坐式呼吸，流清鼻涕；眼内出现浆液性或脓性分泌物。常出现便秘，呈粒状粪便，外附黏液，有的患猪在发病后期拉稀，尿呈橘黄色。少数发生呕吐。发病后数日出现神经症状，后肢麻痹。随着病情的发展，在耳翼、鼻端、下肢、股内侧、下腹等处出现紫红斑,间或有小点出血。有的病猪在耳壳上形成痂皮,耳尖发生干性坏死。最后因呼吸极度困难和体温急剧下降而死亡。

孕猪常发生流产或死胎。有的发生视网膜脉络膜炎,甚至失明。有的病猪耐过急性期而转为慢性,外观症状消失,仅食欲和精神稍差,最后变为僵猪。

(二)成年绵羊

呈隐性感染,妊娠羊发生流产。有神经症状,表现转圈运动、呼吸困难。

(三)牛

犊牛呼吸困难,咳嗽,发热,精神沉郁,腹泻、排血便,虚弱,常于2～6d死亡。母牛症状不一,有流产、发热、呼吸困难、乳房炎、腹泻、神经症状,或无症状。

(四)犬

犬多数为无症状的隐性感染。幼年犬和青年犬感染较普遍而且症状较严重,成年犬也有致死病例。主要表现为发热、咳嗽、厌食、精神萎靡、虚弱,眼和鼻有分泌物,黏膜苍白,呼吸困难,甚至发生剧烈的出血性腹泻。少数病犬有剧烈呕吐,随后出现麻痹和其他神经症状。怀孕母犬发生流产或早产,所产幼犬往往出现排稀便、呼吸困难和运动失调等症状。

(五)猫

与犬相似。主要表现肺炎症状,持续高热、呼吸急促和咳嗽等;或有脑炎症状和早产、流产的病例。

(六)人感染后的症状

高烧,体温可上升至40℃或更高,伴有寒战;头痛剧烈,全身肌肉疼痛,以眼部和背部疼痛为主;急性感染是全身的,受损部位可以是全身的,也可以是某一器官或某几个器官,常伴有脑膜脑炎、肺炎/肝炎、心肌炎、心包炎,可导致死亡;轻型急性感染,全身症状不明显,类似一次感冒或一次急性胃肠炎;如果怀孕头3个月发生先天性感染,大约40%胎儿可能有严重的损害,出现流产、死胎或新生儿疾病或者出生后有眼、脑或肝脏的病变或畸形，如视网膜脉络膜炎、白内障、脑内钙化、脑积水、小头畸形、智力障碍、黄疸和肝脾肿大等。

四、诊断

根据临床症状、虫卵检查、病例剖检以及流行病学资料进行综合判定，一般可作出初步诊断。确诊须进一步做实验室诊断。

五、防治及处置

防止犬捕食啮齿类动物，防止猫粪污染饲料及饮水。禁止猫接近猪舍，饲养人员也应避免与猫接触。不给猪喂食生的碎肉。捕杀圈舍内外的鼠类。要特别注意防止可携带弓形虫卵囊的猫粪污染水源、食物和饲料等。

（一）治疗

磺胺类药物和抗菌增效剂联合用药疗效较好，但应注意在发病初期及时用药。

（二）处置

病变脏器和淋巴割除后销毁，胴体和其他脏器高温处理可食用。对于死亡的病畜则应按规程进行无害化处理。

六、公共卫生和个人防护

严禁养猫并防止猫进入畜舍，严防饮水及饲料被猫粪直接或间接污染；控制或消灭鼠类。大部分消毒药对卵囊无效，但可用蒸汽或加热等方法杀灭卵囊。密切接触家畜的人群，应注意个人防护，并定期作血清学检测。提高医务人员和畜牧兽医人员对本病的认识及掌握本病的诊断和治疗方法。对人群和动物特别是家畜的感染情况及其有关因素进行调查，以便制定切实可行的防治措施。

第十三节 丝虫病

一、病原和危害性

本病是由丝虫（由吸血节肢动物传播的一类寄生性线虫）寄生在脊椎动物终末宿主的淋巴系统、皮下组织、腹腔、胸腔等处所引起的疾病，会严重破坏人体的淋巴系统，导致反复发生炎症，致使患病者失去劳动能力。我国农业农村部将其列为三类动物疫病，国家卫健委将其列为丙类传染病。

牛、羊、马、驴等动物的丝状虫病是由数种线虫寄生于腹腔引起的，致病性不强。但有些幼虫寄生在宿主的某些器官，其危害严重，给畜牧业造成一定的经济损失。

二、流行病学

（一）传染源

血液中有微丝蚴的带虫者及病人均为本病的传染源。中间宿主为吸血昆虫。马、牛、羊、犬等动物及人类为易感动物。

（二）传播途径

通过蚊子叮咬传播。5—10月为感染的高峰季节。

（三）生活史

当蚊叮咬人吸血时，蚊体内的感染期幼虫钻入机体，发育为成虫。在机体内的雌雄虫体交配后，雌虫即产生微丝蚴。微丝蚴自淋巴系统进入血液循环，一般白天滞留于肺及其他器官的毛细血管内，夜间开始出现于周围血液中。丝虫从感染期幼虫侵入人体内至发育为成虫并产生微丝蚴的时间，一般需要 8～12 个月。微丝蚴在人体内可存活 2～3 个月，成虫约可存活 3 年。

患心丝虫病的动物常伴发结节性皮肤病，以瘙痒和倾向破溃的多发性灶状结节为特征，于耳廓基底部皮肤发生剧痒的丘疹和其他部位发生溃疡。经过对心丝虫病治疗后，皮肤病变可以治愈。临床表现咳嗽，心悸亢进，脉细而弱，心内有杂音，腹围增大，呼吸困难，运动后尤为显著。末期发生贫血，逐渐消瘦衰竭而死亡。有的病畜发生癫痫样神经症状。

一般慢性感染丝虫后，在5个月至1年以后才发病。病初主要表现为局部淋巴结肿大、疼痛，以及细索条状的淋巴管炎，局部呈一条红线，从肢体近端向远端延伸，以股部为多见。同时可伴有寒战、发热、食欲下降、肌肉关节酸痛等全身症状。腹部淋巴管炎时，可出现急剧腹痛，并伴有深部压痛。此外，还可有精索及睾丸的肿大、阴囊疼痛等症状。上述症状反复发作，可使病情不断加重。腰部、盆腔及腹股沟等处常出现疼痛；尿液呈乳白色，即"乳糜尿"；下肢及阴囊处皮肤不断增厚，继之变粗变硬，皮肤粗糙，并出现深沟、疣状结节，俗称"象皮肿"。

三、诊断

结合流行病学史，如3—5月前在蚊虫滋生季节到流行区旅游或居住，有蚊虫叮咬史，加上典型的周期性发热、离心性淋巴管炎、淋巴结肿痛、乳糜尿、精索炎、象皮肿等症状和体征均应考虑为丝虫病。确诊需要进一步做实验室检测。

四、防治及处置

（一）驱杀成虫

硫乙胂胺钠：犬、狐狸、貉子0.22g/kg体重，静脉注射，1d 2次，连用2d。

菲拉辛：1mg/kg体重，口服，每天3次，连用10d。

海群生：犬、狐狸、貉子22mg/kg体重，每天3次，连用14d。

（二）驱微丝蚴

碘化二硫噻啉：4.2mg/kg体重，拌饲，每天1次，连用7d。

如微丝蚴检验仍为阳性,可加大剂量至13.2～15.4mg/kg体重,至微丝蚴阴性为止。

左旋咪唑:毛皮动物每天10mg/kg体重,口服,连用15～20d,治疗后第6d检验血液,当血液中微丝蚴检验为阴性时,则停止治疗。

伊维菌素或阿维菌素:0.05～0.1mg/kg体重,一次皮下注射,隔7d可重复用药1次。

(三)预防

消灭中间宿主是很重要的措施,为此要做好防蚊灭蚊工作。消灭跳蚤、池塘和水库中养鱼是消灭蚊虫的好办法,亦可用药进行预防,如海群生苯乙烯吡啶合剂在蚊虫活动季节,按5.5mg/kg体重的剂量口服,1d 1次,连用1个月。

丝虫病是由蚊虫传播的一种寄生虫病,血中有微丝蚴的人是本病的传染源。因此,预防本病重点在于灭蚊防蚊和治疗微丝蚴携带者。在流行区居住的人,一旦患了本病,早期足量多疗程的海群生治疗常能治愈。晚期病例难以迅速奏效,然而反复多疗程的海群生治疗仍可望治愈。

五、公共卫生和个人防护

进入流行区的人员消灭传染媒介,注意避免蚊虫叮咬,做好个人的自我防护,治疗患者及感染者,全民服药以消灭传染源。

第十四节　Q热

一、病原和危害性

Q热是由伯纳特立克次体引起的人畜共患的一种传染性疾病。在牛、绵羊、山羊及其他动物通常不出现临床症状,但可传染给人,其特点是突然发生剧烈头痛、高热,并常呈现间质性的非典型肺炎。

本病原体能抵抗干燥和腐败，对物理和化学杀菌因素的抵抗力相当强大。病原体在黄油和干酪中可保存毒力数天至数周，有传染性的干燥血液可维持其传染性达6个月之久；蜱的粪便可保存病原体达一年半以上。我国农业农村部将其列为三类动物疫病，世界动物卫生组织将其列为法定报告动物疫病。2%福尔马林、1%来苏儿水、5%过氧化氢可将其杀死。

二、流行病学

患病动物是主要传染源，如牛、羊、马、骡、犬等，其次为野生啮齿动物，飞禽（鸽、鹅、火鸡等）及爬虫类动物。

多种蜱可携带伯纳特立克次体，由吸血过程传递给动物，蜱的粪便也可散播病原体。由患病动物娩出的胎儿及其分泌物、奶、粪便等污染外界环境而引起传播也是常见的。带蜱的犬也可将病原体传播给动物和人。人易感，发病有职业特性。

三、临床症状

绵羊和山羊，可并发支气管肺炎和流产；牛也可并发流产。本病大多急骤，少数较缓，突然发作，发热，剧烈头痛，寒战，严重乏力，肌痛，且常有胸痛，体温可升至40℃持续1～3周。在发热期，病原体出现于血液，并可随尿、痰及奶排出体外，但家畜与健康家畜之间很少传播。

四、诊断

（一）实验室诊断

包括用子宫流出物、胎盘和动物分泌物及排泄物作涂片镜检，并感染实验动物和鸡胚，作病原体的分离和鉴定。

（二）病理材料诊断

用病理材料直接涂片，以马夏维洛染色法或布鲁氏菌鉴别染色法染色，在镜检时可发现细胞内有大量红色球状或球杆状的伯纳特立克次体。

五、防治及处置

（一）预防病原体传播

加强饲养管理和周围的卫生消毒；积极开展灭鼠、灭蜱工作；巴氏高温法消毒鲜奶，对患病羊（包括牛）分娩时的胎盘、垫草及分泌物、排泄物污染的物质进行严格消毒处理或焚烧或深埋处理，以及消灭传染媒介等。

（二）消灭传染媒介

包括消灭其他家畜体上的蜱。常用的灭蜱方法如下。

（1）捕捉。

（2）用体外杀虫剂喷洒或洗刷畜体。

对有蚜寄生的畜群，每半个月进行1次，并对畜舍地面和墙缝用上述药液喷洒。

（三）治疗

四环素族对本病有特效。每日2～3g分次服用。服药48h内退热后减半，继服1周，以免复发。复发病例再服药仍有效。亦可服强力霉素200g，每日1次，疗程10d。对Q热心内膜炎者，可口服复方磺胺甲基异恶唑，每日4片，分2次，连用4周，也有疗程须达4个月者。用四环素和林可霉素联合治疗。对心内膜炎治疗不应拖延，四环素族药为首选。

六、公共卫生和个人防护

（一）控制传染源

患者应隔离，痰及大小便应消毒处理。注意家畜、家禽的管理，使病畜与健畜隔离，并对病畜分娩期的排泄物、胎盘及其污染环境进行严格消毒处理。

（二）切断传播途径

Q热病原体传染性强，屠宰场、肉类加工厂、皮毛制革厂等场所，兽医与牲畜有密切接触的工作人员，必须按防护条例戴手套、口罩等进行工作。做好个人防护，工作完毕后将防护设备放在指定位置，及时用消毒水洗手。

灭鼠灭蜱，对疑似传染的牛羊奶必须煮沸10min方可饮用。

第十五节 利什曼病

一、病原和危害性

利什曼病是对人类危害严重的六类热带病之一，本病引起人体免疫受损，患者有特异性细胞免疫的抑制。利什曼原虫侵入人体后，一般都引起以内脏为主的全身感染，可引起人类皮肤及内脏黑热病。临床特征主要表现为长期不规则的发热、脾脏肿大、贫血、消瘦、白细胞计数减少和血清球蛋白的增加，如不予合适的治疗，患者大都在得病后1～2年因并发其他疾病而死亡。本病多发于地中海国家及热带和亚热带地区，以皮肤利什曼病这种形式最为常见。我国农业农村部将其列为三类动物疫病，国家卫健委将其列为丙类人间传染病，世界动物卫生组织将其列为法定报告动物疫病。

利什曼原虫是细胞内寄生原虫。它寄生于犬的内皮细胞、单核细胞中，吞噬细胞。自然感染是通过吸血昆虫白蛉传播的。利什曼虫在白蛉的肠内繁殖，最终形成带有鞭毛的虫体，然后向上移行，于吸血后7～8d到达口腔。

二、流行病学

利什曼原虫不止感染一种动物宿主，很难确定一个特定的宿主，犬为主要宿主。犬感染的流行高于人感染的流行。为数众多的野生和家养动物,包括犬、猫、马、驴等,均可为宿主。

利什曼原虫为异种寄生,一生需要两个宿主。利什曼原虫的生活史有前鞭毛体和无鞭毛体两个时期。前者寄生于节肢动物(白蛉)的消化道内,后者寄生于哺乳动物或爬行动物的细胞内,主要通过白蛉等媒介生物传播。

利什曼虫的生活史:白蛉叮咬已感染的脊椎动物,无鞭毛体进入白蛉体内。利什曼原虫多寄生在白蛉肠道内。在肠内繁殖后,前鞭毛体迁移至白蛉的食道和咽内。白蛉再次叮咬后,前鞭毛体进入脊椎动物体内,脱去鞭毛,在细胞内形成无鞭毛体,以两分裂增殖,导致巨噬细胞破裂。

三、临床症状

本病潜伏期长,发病的季节性不明显。犬、鼠等多种哺乳动物对利什曼原虫易感,人对多种利什曼原虫也有易感性。

早期症状有发热、畏寒、出汗、全身不适、食欲不振等。热型不规则,有时24h内体温可有2次升高。发病半年后,患畜日渐消瘦,并出现鼻出血、牙龈出血、贫血、肝脾肿大、皮肤变黑。在病程中,病情常有波动,缓解和加重交替出现。由于久病体弱,常易并发细菌性感染,如肺结核、支气管炎等。

发病晚期,患畜消瘦、贫血、白细胞减少,精神萎靡,被毛稀少而无光泽,皮肤干燥,面色苍黄并有黑色素沉着。腹部常因肝脾肿大而突出,四肢显得更加瘦细。有时也可在皮肤上出现丘疹或结节等损害,幼畜得病后发育受阻。

四、诊断

病原体诊断:组织吸取物涂片后作姬姆萨染色可见到无鞭毛体。一般根据细胞学或组织病理学见到无鞭毛体而作出确定诊断。

五、防治及处置

（一）药物治疗

除特别珍贵的犬种使用双脒替和其他双脒类等药物进行隔离治疗外，其他品种病犬以扑杀为宜。同时使用灭蛉药物喷洒犬舍及其他场所，扑灭白蛉。

（二）预防措施

预防发生利什曼病的主要措施有：发现病犬后应随时捕杀，立即焚烧或深埋，以消灭主要传染源；查出病畜应予以治疗。消除传染源和消灭保虫宿主，扑灭白蛉媒介。

1. 消灭病犬

在山丘或黄土高原地带的利什曼病流行区，宜及时使用病原检查或血清学查出病犬，加以消灭。在病犬较多的地区，应动员群众少养或不养犬。

2. 灭蛉和防蛉

在白蛉季节内查见病人后，可用杀虫剂喷洒病家及其四周半径15m之内的住屋和畜舍，以杀灭停留在室内或自野外入侵室内吸血的白蛉。提倡使用蚊帐，以2.5%溴氰菊酯（每平方米帐面15mg纯品）在白蛉季节内浸蚊帐1次，能有效保护人体免受蚊、蛉叮咬。不露宿，提倡装置浸泡过溴氰菊酯（剂量同上）的细孔纱门纱窗。

在山丘及黄土高原地带的利什曼病疫区内，可在白蛉季节内用2.5%溴氰菊酯药浴或喷淋犬体（每只犬用2～3g），以杀死或驱除前来刺叮吸血的白蛉。

六、公共卫生和个人防护

为减少传播，提倡使用蚊帐、纱门、纱窗，防止白蛉侵袭；进入荒漠疫区的野外工作人员，夜间可在身体暴露部位涂擦驱避剂以减少或防止白蛉叮咬，也可采艾蒿烟熏驱蛉。

第十六节　猪流行性乙型脑炎

一、病原和危害性

猪乙型脑炎又称流行性乙型脑炎、日本乙型脑炎，简称乙脑，是由流行性乙型脑炎病毒引起的一种中枢神经系统的急性、人畜共患传染性疾病。猪主要特征为高热、流产、死胎和公猪睾丸炎。本病对人类危害巨大，是人类中枢神经系统最常见的虫媒病之一，广泛分布于亚洲，近年来其流行分布范围有不断扩大的趋势。

流行性乙型脑炎病毒为黄病菌科黄病毒属成员。病毒易经蚊—脊椎动物—蚊循环才能传代。本病毒主要存在于中枢神经系统、脑脊髓液和血液中，在动物血液中繁殖，并引起毒血症。本病毒对外界抵抗力弱，不耐热，50℃ 30min 或 54℃ 10min 可灭活，对低温和干燥抵抗力较强，病毒对消毒剂敏感，不耐脂溶剂，常用消毒药如 2%火碱、3%的来苏儿等均有良好的消毒效果。

二、流行病学

1948—1950 年日本学者先后从流产胎儿和母猪脑组织分离出日本脑炎病毒，并用病毒感染怀孕母猪引起胎儿死亡和流产。华东地区以猪为主要传染源，发病季节，夏初秋末发生，尤其 6 月 22 日（夏季）后发生，这主要是由传播媒介——蚊子决定的。易感动物包括猪、马、牛、羊、人。猪发病特点：6 月龄以内，发病后死亡率不高，能康复，开始时较多猪发病，以后几年很少的猪发病。

乙型脑炎是自然疫源性疫病，许多动物感染后可成为本病的传染源，猪的感染最为普遍。本病主要通过蚊的叮咬进行传播，病毒能在蚊体内繁殖，并可越冬，经卵传递，成为次年感染动物的来源。由于经蚊虫传播，因而流行与蚊虫的滋生及活动有密切关系，有明显的季节性，80%的病例发生在 7—9 月；猪的发病年龄与性成熟有关，大多在6月龄左右发病，其特点是感染率高，发病率低（20%～30%），死亡率低；新疫区发病率高，病情严重，以后逐年减轻，最后多呈无症状的带毒猪。

传染源及储存宿主如下。

主要传染源是家畜（猪）、家禽。

储存宿主：蚊虫、蝙蝠。

传播途径：蚊虫叮咬，三带喙库蚊。

易感人群：10岁以下的儿童发病较多。

三、临床症状

（一）猪感染症状

猪感染乙型脑炎时，常突然发病，体温升至40～41℃，呈稽留热，持续数日或10余天。病猪精神委顿、嗜睡，食欲减少或废绝；饮欲增加；粪干燥呈球状，表面附有灰白色黏液；尿呈深黄色；眼结膜潮红，心跳加快，呼吸稍快；有的可见有一过性的发热和精神、食欲不振的表现。个别猪后肢呈轻度麻痹，步行不稳。也有的病猪因后肢关节肿胀、疼痛而发生跛行。个别表现神经症状，摇头，视力减弱，乱冲乱撞，后肢麻痹，最后倒地不起而死亡。

1. 妊娠母猪感染症状

患乙型脑炎的妊娠母猪突然发生流产，在流产前只有轻度减食或发热，常不被饲养员发现；流产多发生在妊娠后期，流产后体温、食欲恢复正常；少数流产母猪从阴道流出红褐色或灰褐色黏液，胎衣不下。流产母猪对以后配种繁殖也无影响。母猪发生流产，产出死胎、弱胎和木乃伊胎，流产胎儿的状态也是多样的，无一定的规律，可以看到不同妊娠阶段死亡的胎儿，小至拇指大，大到正常分娩胎儿，皮肤和脐带暗褐色，有不同过程的木乃伊死胎儿。有的胎儿发育外观正常，但不能站立、不会吸乳；有的生后1～5d出现癫痫样神经症状而死亡；有的胎儿生长发育正常，生后能张口和伸动四肢，不久即死亡；有的出生胎儿外观无多大异常，只是由于脑水肿而头部膨大 2～3 倍和腹水症死亡。也可产出正常胎儿，在哺乳期生长发育良好。

2. 公猪感染症状

公猪病初出现高热和上述一般症状外，主要发生睾丸炎。睾丸肿大，多为一侧性，也有两侧性的。睾丸肿大的程度也不一致，一般大于正常的 1 倍左右。患病睾丸阴囊皱襞消失，发亮，触摸时有热、痛的感觉。白猪睾丸皮肤发红。病猪睾丸经 3～5d 后，肿胀可渐消退，恢复至正常状态，这种猪仍能配种。有的病猪睾丸缩小、变硬，性欲减弱，丧失产生精子的功能，失去繁殖能力而被淘汰。如仅单侧萎缩，仍有配种能力。

3. 仔猪感染症状

仔猪感染乙脑后体温升高、沉郁、卧地、减食、口渴、结膜潮红、粪呈干球状、尿少色深，少数跛行、步态不稳，部分病猪出现视力障碍、乱冲乱撞，有的发生痉挛症状而死亡，或成为僵猪。

（二）马感染症状

神经症状，发病后高热，精神萎靡，食欲减退，排便干、少。较重者，高热稽留，明显的神经症状，病马步态不稳，踉跄，有的不能站立，病马有的不自然运动姿势，兴奋，冲撞。往往有时表现狂暴，攀登饲槽，爬墙跳壁，圈行，后期沉郁，麻痹，有些死亡，不死者，恢复期较长，需数月。

（三）人感染症状

1. 初期

病程第 1～3d，有高热、呕吐、头痛、嗜睡。

2. 极期

病程第 4～10d，发热、头痛加剧、嗜睡、昏睡至昏迷，惊厥或抽搐，肢体瘫痪，有脑膜刺激征及颅内压增高表现，深度昏迷病人可发生呼吸衰竭。

3. 恢复期

体温正常，昏迷转为清醒，言语、表情、运动及神经反射逐渐恢复正常。

4. 后遗症期

发生率 5%～20%。

四、病理剖检

公猪睾丸有不同程度的肿大，睾丸实质充血或出血，有小的坏死灶。偶有睾丸硬化，体积缩小，切开阴囊时，可见与睾丸粘连，实质部分已结缔组织化。子宫内膜充血，黏膜上覆黏液，并有小点出血。发热和流产病例，常见黏膜下组织水肿，胎盘呈炎性浸润。流产或早产胎儿见脑水肿，皮下血样浸润，肌肉似水煮状，褪色。腹水增多。胎儿常呈木乃伊化，从拇指大至正常大小。肝、肾肿大。肺淤血、水肿或有肺炎灶。在肝、脾、肾实质中有坏死灶。全身淋巴结出血。

五、诊断

本病的诊断应根据流行病学、临床症状、病理变化及实验室检查进行综合分析，才能确诊。

（一）流行病学及临诊症状

本病有严格的季节性，根据我国不同地域稍有不同；一般来说，本病发生有一定的散在性。妊娠母猪，特别是初产和自外地新引入的妊娠母猪发生流产，产出不同胚胎时期死亡的大小不一的木乃伊胎和死胎，或产弱胎，或产头、腹水肿胎儿，或生后 1～5d 发生癫痫症状，仔猪死亡等。公猪若发生睾丸肿大，多为一侧性，就应怀疑是乙型脑炎。

（二）病理学检查

取大脑组织进行病理组织学检查，可见非化脓性脑炎变化。

（三）病毒分离

在流行初期，取濒死猪脑组织或发热期血液，进行鸡胚卵黄囊接种，或给 1～3 日龄小鼠脑内接种，可分离到病毒。然后用抗乙脑标准血清进行中和试验做病毒鉴定。

(四) 血清学诊断

常用补体结合试验、中和试验、血凝抑制试验、荧光抗体法、酶联免疫吸附试验、反向间接血凝试验和免疫酶组化染色法等方法。须采取病初期和恢复期两份血清，恢复期血清滴度升高4倍以上作为判定标准。

(五) 鉴别诊断

须与布鲁氏菌病、伪狂犬病等鉴别。布鲁氏菌病与本病很相似。猪布鲁氏菌病的体温不高；流产大多发生于妊娠第3个月，多为死胎，少有木乃伊胎，胎盘出血明显，表现有黄色渗出物覆盖；子宫黏膜有粟粒大的化脓灶和干酪化小结节；公猪睾丸大多发生两侧肿大，附睾也肿胀，还有关节炎，特别是后肢；流行无明显季节性；病理组织学检查，没有非化脓性脑炎变化。

六、防治及处置

根据本病发生的规律和特点，消灭传播媒介，增强猪特异性抵抗力和加强管理是控制本病的主要环节和措施。

(一) 消灭传播媒介

从发病特点看，消灭传播媒介是预防和控制乙脑流行的根本措施，各饲养单位，在蚊虫滋生和繁殖季节前，应开展防蚊灭蚊，搞好猪舍、环境的清洁卫生工作，填平坑、沟等易积水的地方，铲除蚊虫滋生场所，并在猪舍及周围定期喷洒灭蚊药液。

(二) 提高免疫力

为了提高猪群的特异性免疫力，可接种乙脑疫苗，这项措施，不但可以预防乙脑流行，还可降低猪的带毒率，控制本病的传染源，也为控制人群中乙脑的流行发挥重要作用。我国兽用生物制品的猪乙型脑炎灭活苗可用于预防。

猪乙脑灭活苗肌内注射：种猪于6～7月龄（配种前）或蚊虫出现前20～30日注射疫苗两次（间隔10～15日），经产母猪及成年公猪每年注射1次，每次2mL，在乙型脑炎重疫区，为了提高防疫密度，切断传染链，对其他类型猪群也应进行预防接种。本疫苗免疫期为10个月。我国还有用仓鼠肾细胞培养的活疫苗，可供猪预防乙脑。在流行期前1~2个月，皮下注射，可收到较好效果。5月龄以上至2岁以上的后备公母猪均可注射。

（三）果断淘汰

猪患流行性乙型脑炎，无特殊治疗办法，对猪来说也无治疗必要，多为隐性感染，一旦确诊或疑为病猪时，应采取果断的淘汰措施。病母猪产出的死胎儿、胎盘及阴道分泌物必须严密处理，消毒、深埋；猪舍和饲养管理用具要进行严格消毒。在发病疫区，对没有经过夏秋季节的幼龄猪和从非疫区购进的猪，均应在乙脑流行前进行疫苗注射，尽力防止夏季蚊虫叮咬。因为这些猪未曾感染乙脑，一旦感染，则容易产生毒血症，成为传染源，所以，在乙脑疫区，要特别重视和加强这些猪的管理。

（四）加强饲养管理

做好日常饲养管理，尤其是管理好没有经过乙脑流行季节的幼龄动物和从非疫区引进的动物。这类动物大多为乙脑阴性，很易感染，成为传染源。尤其是猪，饲养期短，猪群更新快，因此应在乙脑流行前完成疫苗接种，并在流行期间消灭蚊虫防止叮咬。动物发病后立即隔离治疗，做好护理工作，可减少死亡，促进健康。但目前对乙脑的治疗还没有特效药物，主要是对症治疗，为防止继发感染，可用抗生素或磺胺类药物。

猪乙型脑炎无特殊治疗办法，对猪来说也无治疗必要，多为隐性感染，一旦确诊或疑为病猪时，应采取果断的淘汰措施。死胎儿、胎盘及阴道分泌物必须严密处理。猪舍和用具要消毒。

（五）药物预防

大青叶、板蓝根；马：250g中草药，猪稍减，每周服1次。

（六）治疗

退热、强心、镇静、抗菌，无特异疗法。

利尿：40%乌络托品50mL，一次注射，每天1次。

七、公共卫生和个人防护

做好猪饲养环境的清洁卫生工作和免疫接种工作，通过控制猪乙脑的发生，从而降低人乙脑的流行。养殖人员和兽医等相关人员在接触病毒和污染物前，应穿戴防护服、口罩、手套等防护设备，工作结束后脱去防护设备，洗净消毒或作无害化处理。相关人员可接种乙脑疫苗。

流行性乙脑多发生于10岁以下儿童，流行于夏秋季，高热，意识障碍，抽搐，脑膜刺激征为特征，重症常发生呼吸衰竭而死亡，治愈后，可能留有神经系统后遗症。大多数人为隐性感染。6个月至12岁儿童及来自非流行区的人群，应于流行期1～2个月前，用鼠肾细菌培养的灭活疫苗进行注射，免疫期1年。同时做好防蚊、灭蚊工作。

流行性乙脑以预防为主，主要靠灭蚊、防蚊。夏季室内应安装纱门、纱窗防蚊，蚊子多的地方要挂蚊帐，或使用杀虫剂、电蚊香，尽可能不让蚊子叮咬。因此，在流行性乙脑流行期的7—9月应特别提高警惕，如遇儿童发热持续不降低，且有嗜睡、神志不清、弯颈时颈项不能顺利前屈而似有阻力，就要想到是否患有乙型脑炎，应及时送医院诊治。

第十七节　猪囊尾蚴病

一、病原和危害性

猪囊尾蚴病是由有钩绦虫（猪带绦虫）的幼虫猪囊虫（猪囊尾蚴）引起的一种寄生虫病，又称囊虫病，本病在世界各国均有发生。成虫寄生于人的小肠；幼虫寄生在猪的肌肉组织，有时也寄生于猪的实质器官和脑中。特别值得重视的是，幼虫也能寄生在人的肌肉组织和脑中，从而引起严重的疾病。农业农村部将其列为二类动物疫病，世界动物组织将其列为法定报告动物疫病。

　　病原体为猪囊尾蚴或称猪囊虫，其成虫是有钩绦虫或称猪带绦虫，寄生于人的小肠，虫体大，长达2～7m，头节呈球形或略似方形，有4个吸盘，在头节顶端有1个顶突，顶突上有两排小钩。节片很多，900个左右。未成熟的节片长度小于宽度，成熟节片近似正方形，孕卵节片的长度大于宽度。从人粪中排出的孕卵节片常常是数节连在一起。孕卵节片内的子宫每侧有7～12个主侧支。

　　猪囊尾蚴寄生在猪肌肉中，特别是活动性较大的肌肉。虫体为一个长约1cm的椭圆形无色半透明包囊，内含囊液，囊壁的一侧有一个乳白色的结节，内含一个由囊壁向内嵌入的头节。通常在嚼肌、心肌、舌肌和肋间肌、腰肌、臂三头肌及股四肌等处最为多见，严重时可见于眼球和脑内。囊虫包埋在肌纤维间，如散在的豆粒，故常称猪囊虫的肉为"豆猪肉"或"米猪肉"。囊尾蚴在猪肉中的数量可由数个至成千上万个，甚至多到无法计算。

　　成虫寄生于人的小肠内，其孕卵节片随人的粪便单独地或数节相连地排出体外。节片自行收缩压挤出或破裂排出大量的卵。

　　虫卵随着被污染的饲料而被猪吞食，胚膜在胃和小肠内被消化液消化，幼虫借助自身体表所具有的6个小钩，钻入肠壁小血管，随血液散布至全身肌肉，在肌纤维间发育成猪囊虫。猪囊虫在宿主体内可生活3～10年，个别的可达15～17年。

　　人食入带有猪囊虫而未煮熟的猪肉时，囊虫的包囊在胃肠内被溶解，翻出头节，并以头节的小钩和吸盘固着于肠壁上，逐渐发育为成虫。经2～3个月又可随粪便排出孕卵节片或虫卵。有钩绦虫在人体内可生活25年以上，每月随粪排出节片达200个，每个节片平均含虫卵4万个，一个患者，一条绦虫便可使大量虫卵散布于土壤、草地、菜园等处，感染许多猪。

　　如果人食进虫卵，或患绦虫病人小肠内的孕卵节片因小肠的逆蠕动而进入胃，游离的虫卵在胃液的作用下，卵膜被消化，逸出的六钩蚴进入肠壁血管及血流散布到各组织内发育成囊尾蚴，这时人就成为中间宿主。人体内的囊尾蚴多寄生于脑、眼及皮下组织等部位，可能给人的身体健康造成严重影响，当囊虫寄生在人的脑、眼等部位时，常对人的生命造成严重的威胁。我国以华北、东北、西南等地区发生较多；北方各省份较多，长江流域少。

二、流行病学

（一）流行范围
猪囊尾蚴病流行较广，呈地方性流行。

（二）传染源
病人是唯一的传染源。病人排出的虫卵对自身及周围人群具有传染性。

（三）传播途径
食猪带绦虫的虫卵或猪带绦虫病人小肠中的绦虫妊娠节片反流入胃或十二指肠均可感染。

（四）人群易感性
人对猪囊尾蚴病普遍易感，与年龄、性别无明显相关性，与卫生情况密切相关。

（五）发生与流行
人是终末宿主，也是中间宿主，形成了人与猪之间的囊尾蚴病恶性循环。猪囊虫病的发生与流行与人的粪便管理和猪的饲养方式密切相关，一般本病发生于经济不发达的地区，在这些地区往往是人无厕所猪无圈，甚至还有连茅圈（厕所与猪圈相连）的现象，猪接触人粪的机会增多，造成流行。此外，有些地区有吃生猪肉的习惯，或烹调时间过短、蒸煮时间不够等，也能造成人感染猪有钩绦虫。

三、临床症状

（1）患猪多呈现慢性消耗性疾病的一般症状，常表现为营养不良，生长发育受阻，被毛长而粗乱，贫血，可视黏膜苍白，且呈现轻度水肿。

（2）患猪腮部肌肉发达，前膀宽，胸部肌肉发达，而后躯相应的较狭窄，即呈现雄狮状，前后观察患猪表现明显的不对称。

（3）患猪睡觉时，外观其咬肌和肩胛肌皮肤常表现有节奏性的颤动，患猪熟睡后常打呼噜，且以深夜或清晨表现得最为明显。

（4）外观患猪的舌底、舌的边缘和舌的系带部有突出的白色囊泡，手摸猪的舌底和舌的系带部可感觉到游离性的米粒大小的硬结。

（5）患猪眼球外凸、饱满，用手指挤压猪的眼眶窝皮肤可感觉到眼结膜深处有似米粒大小的游离的硬结；翻开猪的眼睑可见眼结膜充血，并有分布不均的米粒状白色透明的隆起物。

四、诊断

猪感染少量的猪囊尾蚴时，不呈明显的变化。成熟的猪囊尾蚴的致病作用，很大程度上取决于寄生部位，寄生在脑时可能引起神经机能的某种障碍；寄生在猪肉中时，一般不表现明显的致病作用。大量寄生的初期，常在短时期内引起寄生部位的肌肉发生疼痛、跛行和食欲不振等，但不久即消失。在肉品检验过程中，常在外观体满膘肥的猪只中发现严重感染的病例。幼猪被大量寄生时，可能造成生长迟缓，发育不良。

寄生于眼结膜下组织或舌部表层时，可见寄生处呈现豆状肿胀。生前检查眼睑和舌部，查看有无因猪囊尾蚴引起的豆状肿胀。触摸到舌部有稍硬的豆状结节时，可作为生前诊断的依据。一般只有在宰后检验时才能确诊。

宰后检验咬肌、腰肌等骨骼肌及心肌，检查是否有乳白色半透明的、米粒样的椭圆形或圆形的猪囊虫。镜检时，可见猪囊虫关节上有4个吸盘，两排小钩。钙化后的囊虫，包囊中呈现大小不一的黄色颗粒。现行的肉眼检查法，其检出率仅有50%～60%，轻度感染时常发生漏检。

人脑囊虫病的诊断，除根据患者的临床症状外，可采用间接血凝试验、间接荧光抗体技术、酶联免疫吸附试验和皮内反应试验等免疫诊断法进行确诊。近年来上述血清免疫学诊断方法也已被应用于猪囊虫病的诊断上。

五、防治及处置

防治猪囊尾蚴病是一项非常重要的工作，因为有钩绦虫和猪囊尾蚴病对人的危害性很大，是人的一种相当严重的绦虫病。另外，有囊尾蚴的猪肉，常不能供食用，造成很大的经济损失。对于这类病应着重预防，而不是治疗。

（一）讲究卫生，移风易俗

做到人有厕所猪有圈，彻底消灭连茅圈，防止猪吃人粪而感染猪囊虫病。

（二）加强肉品卫生检验

大力推广定点屠宰，集中检疫。根据国家规定，在平均每$40cm^2$的肌肉断面上，有猪囊虫3个以上者，不准食用，3个以下者，煮熟或做成腌肉、肉松等出售。凡未经动物卫生监督机构检验的猪肉一律不准上市销售，养成良好生活习惯，不吃不熟半生的猪肉。

（三）药物驱虫

人患绦虫病时，可用槟榔、南瓜籽或氯硝柳胺（灭绦灵）等药物驱虫。驱虫后排出的虫体和粪便必须严格处理，彻底消灭感染源。

（四）药物灭虫

可用丙硫咪唑或吡喹酮杀灭猪囊尾蚴。丙硫咪唑，每日剂量

30mg/kg 体重，共服 3 次；吡喹酮，每日剂量为 30～60mg/kg 体重，共服 3 次。

六、公共卫生和个人防护

（一）预防

切熟食和生食的砧板要分开；烹饪时猪肉要熟透；提倡圈养猪，而不是散养。

厕所和猪圈相连的地区，立即进行厕所改造，做到厕所和猪圈分开，粪便必须入厕，杜绝猪和人类粪便接触的一切机会。

（二）治疗

发现后必须驱虫，驱虫后的粪便必须进行无害化处理。

（三）注意个人卫生和饮食卫生

猪囊尾蚴病不但影响养猪业的健康发展，而且对人的健康造成危害，严重的可危及人的生命。加强本病健康知识的公共卫生宣传工作，严格实行食品的卫生检查，对有猪囊虫的肉要严格按国家规定的检验条例处理。防止人感染猪带绦虫病。注意个人卫生和饮食卫生，提高个人的自我保护意识。

第十八节　H_7N_9 禽流感

一、病原和危害性

禽流感是由 A 型流感病毒引起的禽类的一种严重疾病。感染后的舍饲禽（包括家禽）可表现亚临床症状、轻度呼吸系统疾病、产蛋量降低或急性全身致死性疾病。

流感病毒可分为 A（甲）、B（乙）、C（丙）3 个血清型。其中，B 型和 C 型主要感染人，A 型既感染人，又感染其他种属的动物；其中 A 型流感病毒依据血凝素蛋白和神经氨酸酶蛋白的不同可分为不同的亚型，又可根据病毒的不同 HA 分为 1～16 种亚型，NA

分为 1～9 种亚型，HA 不同亚型可以与 NA 不同亚型相互组合形成不同的流感病毒。A 型流感的 H_7 亚型病毒通常是一组在禽类中传播的流感病毒。

H_7N_9 居于 H_7 亚型病毒大类下的一个亚群。虽然偶尔会有某些 H_7 亚型病毒（H_7N_2、H_7N_3、H_7N_7）感染人类的报告，但过去没有人类感染 H_7N_9 禽流感病毒的报告，直到最近中国报告出现了人类感染 H_7N_9 禽流感病例。H_7N_9 禽流感是由甲型流感病毒的一种亚型引起的急性传染性疾病。H_7N_9 禽流感病毒是 H_7N_9 和 H_9N_2 基因重配的新病毒。本病毒生物学特点、致病力、传播力还有待于进一步的研究。

所有的禽流感病毒均属 A 型，不同毒株的致病性有差异。

流感病毒有多形性，典型的 A 型流感病毒粒子呈圆球形，直径流感病毒有囊膜，对乙醚、氯仿、丙酮等脂溶剂敏感。20%乙醚 4℃处理 2h 可使病毒裂解，但血凝滴度不受影响。常用消毒药容易将其灭活，如福尔马林、β-丙内酯、去氧胆酸钠、羟胺、十二烷基硫酸钠（SDS）、稀酸、铵离子、卤素化合物（如漂白粉和碘剂等）、重金属离子等都能迅速破坏其传染性。

流感病毒对热也比较敏感，56℃加热 30min，60℃加热 10min，65～70℃加热数分钟即丧失活性。直射阳光下 40～48h 即可灭活本病毒。如果用紫外线直接照射，可迅速破坏其感染性。

在自然条件下，存在于鼻腔分泌物和粪便中的病毒，由于受到有机物的保护，具有极大的抵抗力。如在鸡流感暴发期间，在鸡淘汰 105d 后，仍可从湿粪便中分离到具有传染性的病毒。粪便中病毒的传染性在 4℃可保持 30～35d 之久，20℃可存活 7d。堆积发酵的粪便中 10～20d，可使病毒灭活。在羽毛中可存活 18d，在干骨头或组织中可存活数周，在冷冻的禽肉和骨髓中可存活 10 个月。在自然环境中，特别是凉爽和潮湿的条件下可存活很长时间，常可以从有水禽的湖泊和池塘中分离到流感病毒。

据估计，流感病毒可在冰冻的池塘中越冬，但在夏季或没有水禽活动的池塘水中，病毒不能长期存活。

禽流感的危害性如下。

1878年，Perroncito在意大利发现鸡群暴发的一种严重疾病，被称为鸡瘟，即所谓的真性鸡瘟或欧洲鸡瘟。1955年才证实为A型流感病毒感染。1981年在美国召开的首届禽流感学术会议上建议取消"鸡瘟"名称，改称高致病性禽流感，并建议用标准操作程序来确定分离病毒是否属于HPAI。至今，世界各地已分离出上千株的禽流感病毒。病毒广泛分布于各种家禽（火鸡、鸡、珠鸡、石鸡、鹌鹑、雉、鹅及鸭）和野禽（包括鸭、鹅、矶鹬、燕鸥、鹭、海鸥、天鹅等）。从迁徙水禽，尤其是鸭中分离的病毒最多；流感在家禽中对火鸡和鸡的危害最严重。

香港禽流感事件：自1997年香港首次报道了一起人体分离到禽流感病例后，又从18人中分离到这种病毒，其中有6人死亡。一时港人"谈鸡色变"，不少大陆群众也因对本病缺乏了解而不敢吃鸡。香港事件中全港3d共宰杀了140万只家禽。禽尸按环保标准掩埋或用垃圾焚化炉焚化。香港政府拨款为在这次事件中蒙受损失的有关人士提供帮助。支付业内人士的补偿金额达7.704亿港元。

1983—1984年，美国政府为扑灭本病的一次大流行，耗资6000多万美元。

本病主要发生于各类家禽和野禽，世界动物卫生组织将其确定为A类传染病，此病给畜牧业造成很大损失。

二、流行病学

H_7N_9禽流感病毒以往早在禽间发现，可感染鸡、鸭、鸽子等禽鸟，在荷兰、日本及美国等地曾暴发禽间疫情，但未发现过人的感染情况。2013年4月3日，我国确诊了7例人感染H_7N_9禽流感病例，这是全球首次发现的人感染H_7N_9禽流感病例。目前尚未证实本病毒具有在人间传播的能力。中国科学院微生物研究所病原微生物与免疫学重点实验室研究人员对人感染 H_7N_9 禽流感病毒基因进行分析，初步揭示了病毒可能来自欧亚大陆迁徙至东亚地区的野鸟所携带的禽流感病毒和上海、浙江、江苏等地的鸭群和鸡群所携带禽流感病毒发生的基因重配。

根据以往经验及本次病例流行病学调查推测，可能由携带 H_7N_9 禽流感病毒的禽类及其粪便、羽毛、呼吸道分泌物、血液等，经呼吸道、接触等方式传播给人类。禽类只在野鸟和活禽集贸市场中检测到携带 H_7N_9 病毒，但农业农村部至今未在规模养禽场的禽类中检测到 H_7N_9 病毒。

H_7N_9 禽流感病毒可感染鸡、鸭、鸽子等禽鸟，感染后没有临床症状，对于禽类是低致病力。人类感染后主要表现为典型的病毒性肺炎，发病急，在病程早期均有高热（39℃以上）、咳嗽、少痰等呼吸道感染症状，可伴有头痛、肌肉酸痛和全身不适等。发病 5~7d 出现呼吸困难，重症肺炎并进行性加重，部分病例可迅速发展为急性呼吸窘迫综合征并死亡。目前对该疾病临床特征的认识还很有限，本病毒感染能否引起轻型病例或其他临床表现尚不清楚。

三、临床症状

禽流感的潜伏期从几小时至几天不等，其长短与病毒的致病性高低、感染强度、传播途径和易感禽的种类有关。

由 A 型流感病毒所引起的禽流感，因感染禽的种类、年龄、性别、并发感染情况及所感染毒株的毒力和其他环境因素等不同而表现出的症状很不一致。可见呼吸道、消化道、生殖道及神经系统症状。一般说来，没有特征性的症状。通常呈现体温升高，精神沉郁，饮食欲减少，消瘦，母鸡产蛋量下降。呼吸道症状表现不一，如咳嗽、喷嚏、啰音甚至呼吸困难。病禽流泪，羽毛松乱，身体蜷缩，头和颜面部水肿，皮肤发绀（冠和肉垂），有神经症状及下痢。以上这些症状可能单独出现，或几种同时出现。

当出现暴发感染时，没有明显症状即可见到鸡只死亡。因毒株的致病力不同，死亡率 0～100%。同时，不同种类的禽种易感性也不同，如 H_5N_8 亚型对火鸡致病，对鸭则不致病。

野生鸟类的流感病毒感染，一般没有明显症状，但燕鸥感染了 H_5N_3 病毒型时可引起大量死亡。

H_7N_9 在禽类中的症状如下。

1. 家禽（鸡、鸭、鹅等）隐性感染

H_7N_9 在禽类中多为低致病性（LPAI），感染后可能无明显症状，但病毒仍可通过呼吸道和消化道传播。

高致病性毒株（少数变异株）可能引发以下症状：突然死亡（尤其是鸡群）；产蛋量显著下降；呼吸道症状：咳嗽、打喷嚏、呼吸困难；头部和面部水肿（如鸡冠发紫、肿胀）；腹泻（绿色或白色稀便）；神经系统症状（如抽搐、瘫痪）。

2. 野鸟

多数野鸟感染后可能不表现明显症状，但成为病毒的自然宿主和传播源；高致病性毒株可能导致零星死亡。

四、病理变化

禽流感的病理变化因感染病毒株毒力的强弱、病程长短和禽种的不同而变化不一。

在很多病情较轻的病例中，大体病变往往不太明显。可能有轻微的窦炎，表现为卡他性、纤维素性、浆液性/纤维素性、脓性或干酪性炎症。气管黏膜有轻度水肿，并伴有数量不等的浆液性或干酪样渗出物。气囊炎，表现囊壁增厚，或有纤维素性及干酪样渗出物。个别病禽会见到纤维素性腹膜炎及"蛋性腹膜炎"。火鸡还能见到卡他性或纤维素性肠炎。蛋鸡的卵泡畸形、萎缩，输卵管也可见到渗出物。如果感染高致病性毒株，因死亡很快，可能见不到明显的病变。但有些毒株也可引起某些非特征性的充血、出血及局部坏死等病变。病变可能还包括头面部水肿，并伴有窦炎和肉垂及冠发绀、充血。

内脏的变化差异较大。人工感染禽流感病毒（H_7N_7）可见到肝、脾、肾的坏死灶，有些毒株（H_5N_3）则没有前述变化。

部分毒株除产生头部水肿、发绀外，内脏还可见到较明显的出血，包括浆膜及黏膜面的小点出血；十二指肠和心外膜出血，尤其是肌胃与腺胃交接处的乳头及黏膜出血严重。

五、诊断

（一）病原分离和鉴定

禽流感的诊断通常要靠病原的分离及病毒血清型和亚型的鉴定。在通常情况下，禽类只感染 A 型流感病毒。

病毒常在呼吸道和消化道中复制增殖，所以，以棉花或其他材料制成的拭子多从气管或泄殖腔中采集病料样品，放入加抗生素的无菌培养液中。最好低温（4℃或 -70℃）下保存，以液态氮或干冰较好。病料样品在保存或运送前可先行处理，制成 10% 的悬液，并进行低速离心澄清。

一般说来，如果样品中有病毒存在，初次传代后就会产生红细胞凝集作用。如果未检测到血凝活性，须将收获的鸡胚尿囊液再传一代。

用于病毒鉴定的标准方法是以鸡红细胞来检测胚液的血凝活性，常量法和微量法都可使用。

确定尿囊液或其他胚液的血凝活性后，还要鉴别是否由鸡新城疫病毒所致。因此，首先要用 ND 抗血清做 HI 试验，以排除 NDV 的可能性。如果 NDVHI 阴性，才可以进行下一步工作。

（二）血清学检查

用血凝试验和血凝抑制试验（HI）可证实流感病毒的血疑活性及排除 NDV。简单的方法是：取 1 滴 1∶10 稀释的正常鸡血清（最好是 SPF 鸡）和 1 滴 ND 抗血清，分别滴于瓷板上，再各加 1 滴有血凝活性的鸡胚尿囊液，混匀后各加 1 滴 5% 的鸡红细胞悬液，若两份血清均出现血凝现象，则表明尿囊液中不含有新城疫病毒（NDV）；如果 ND 抗血清出现 HI 现象，表明尿囊液中含 NDV。

1. 琼脂凝胶扩散试验

在琼脂凝胶中进行的抗原抗体反应比较简便、快捷，既可以定性（如免疫双扩散及免疫电泳中以沉淀线判定），又可以定量（如单辐射扩散）。琼脂扩散（AGP）试验最常用的是双向双扩散（或称免疫双扩散）。即用已知的阳性和阴性血清与待检抗原及已知抗原，在琼脂凝胶中进行免疫双扩散。室温下作用 24h，已知抗原和阳性血清之间应出现明显的沉淀线，48h 内都应很清晰。当待检抗原与阳性血清间出现沉淀线，并且沉淀线与邻近的阳性抗原和抗血清的沉淀线相连，即可判定为阳性反应，待检抗原即为 A 型禽流感病毒。

我国目前广泛推广进行检验的就是琼脂扩散试验法。

2. 中和试验

以中和试验（NT）来鉴定或滴定流感病毒时，常用鸡胚或组织培养细胞，操作方法与其他病毒（如 NDV）的中和试验相同。但由于中和试验的操作相当烦琐，时间耗费较长，试验材料耗费也多，没有条件和非必要时可不进行。

免疫荧光技术常用直接免费荧光法，即在组织触（印）片上直接染色，以荧光显微镜检查荧光。一种 AIV 的荧光抗体可以用来检测同亚型的其他病毒。荧光抗体技术用于诊断，具有快速、简便、敏感等特点，而且费用较低。需要有荧光显微镜才能观察。

3. 酶联免疫吸附试验（ELISA）

ELISA 具有较高的敏感性，既可以检测抗体，又可以检测抗原。尤其适合于大批样品的血清学调查，可以标准化而且结果易于分析。在流感的控制、扑灭、检疫中很有用途。试验表明，直接 ELISA 可于感染后 6d 检出 AIV 的抗体，敏感性也高于 AGP 及 HI 试验。

简单程序（直接 ELISA）为：从感染尿囊液中超速离心制备

抗原，以抗原包被酶标反应板，加入待检血清后，再加入抗体（酶标），最后以酶标仪检测结果。

六、鉴别诊断

由于禽流感病毒感染的症状和病变涉及的范围比较广泛，诊断要与新城疫及其他副黏病毒相鉴别，以及与衣原体、支原体及并发感染的细菌病相区别。由于流感与新城疫的症状、病变很相似，所以鉴别只能靠实验室诊断。最简便方法是血凝抑制试验（H_1），ND抗血清抑制不了AIV的血凝作用，反之亦然。

其他并发细菌感染，可分离到病原菌。经省级动物疫病预防控制机构诊断为H_7亚型禽流感病毒感染疑似阳性的，送国家禽流感参考实验室对结果进行复核，并开展其他相关工作后进行确诊。农业农村部根据最终确诊结果，确认H_7亚型禽流感病毒感染阳性。

七、防治及处置

预防和控制禽流感，一定要严防高致病性禽流感病毒从国外传入。国家海关应对进口的禽类，包括家禽、野禽及观赏鸟类及其产品进行严格检疫。

发生禽流感时要及早确诊，鉴定病毒的毒力和致病性。划定疫区，严格封锁，捕杀所有感染HPAIV的禽类并进行彻底的消毒。严格按照国家规定的措施进行。

禽流感的治疗目前没有特异的方法。流行过程中不主张治疗以免使疫情扩大。盐酸金刚烷胺有一定治疗效果，但并不确实。疫苗的应用并不广泛，因为AIV的血清型较多且变异性很大，况且免疫会干扰扑灭工作，也会诱发病毒的突变。

基因序列分析显示，本病毒对神经氨酸酶抑制剂类抗流感病毒药物敏感。根据其他型别流感抗病毒治疗的经验，发病后早期使用神经氨酸酶抑制剂类抗流感病毒药物可能是有效的，但对人类新发现的H_7N_9禽流感病毒感染的特异性治疗手段仍须观察研究。目前

尚无针对 H_7N_9 禽流感病毒的疫苗。

动物 H_7N_9 禽流感阳性处置：经省级动物疫病预防控制机构诊断为 H_7 亚型禽流感病毒疑似阳性的，限制感染群（感染群是指阳性样品被采动物所在的动物群体，包括以下3种类型，一是养殖场的同栋动物，二是活禽交易市场的同场禽类，三是农村散养户的同户禽类）所在场（村）的所有动物移动。

经农业农村部确认为 H_7 亚型禽流感病毒感染阳性的，对感染群的所有动物进行扑杀，对扑杀动物及其产品进行无害化处理，对感染群所在场（村）的内外环境实施严格的消毒措施，对污染物或可疑污染物进行无害化处理，对污染的场所和设施进行彻底消毒。感染群在屠宰场或交易市场的，应立即关闭该屠宰场或交易市场。经省级兽医主管部门与有关部门共同分析评价合格后，方可开放屠宰场或交易市场。

同场（村）中感染群以外的其他动物，在感染群处置后再次进行监测，直至监测无感染阳性后才允许移动。

八、公共卫生和个人防护

现阶段主要是从事禽类养殖、销售、加工、宰杀、兽医工作者，以及在发病前1～2周接触过禽类者，或者去过活禽集贸市场及在周边环境滞留过人员，要比普通人更须注意预防。

在接触禽类的工作活动中，相关人员应穿着防护服、胶靴，佩戴口罩、手套、护目镜等，做好个人防护，减少与禽类的直接接触。清洁禽舍时，要严格执行清洁和消毒程序；清洁完毕后，要及时彻底地洗手和消毒；当身体接触禽类污物时，也要彻底地清洗。当发现病死禽时，应及时焚毁或深埋，并通知当地动物防疫监督部门处理。公众应保持室内勤通风换气，勤洗手，咳嗽和打喷嚏时遮掩口鼻，同时还应避免直接接触病死禽和禽类粪便。

平时应注意营养，保证充足的睡眠和休息，加强体育锻炼，避免过度劳累，不吸烟，应尽量避免与禽类接触，对禽肉和禽类产品等食物应高温煮熟,以有效预防 H_7N_9 禽流感病毒的感染。

在应急处置中,人员防护严格按《高致病性禽流感人员防护技术规范》执行。

第十九节 钩端螺旋体病

一、病原和危害性

钩端螺旋体病(简称钩体病)是由各种不同型别的致病性钩端螺旋体所引起的一种急性全身性感染性疾病,属于自然疫源性疾病,鼠类和猪是两大主要传染源。其流行几乎遍及全世界,在东南亚地区尤为严重。我国大多数省、自治区、直辖市都有本病的存在和流行。

致病性钩体为本病的病原。钩体呈长丝状,圆柱形,螺旋盘绕细致,有 12~18 个螺旋,规则而紧密,状如未拉开弹簧表带样。钩体的一端或两端弯曲呈钩状,使菌体呈"C"字形或"S"字形。菌体长度不等,一般为 6~20μm,平均 6~10μm,直径平均为 0.1~0.2μm。钩体运动活泼,沿长轴旋转运动,菌体中央部分较僵直,两端柔软,有较强的穿透力。

对动物的危害:可感染多种动物,如猪、牛、犬、马等。感染后会导致动物发热、黄疸、血红蛋白尿、流产、死胎等,严重影响畜牧业的发展,造成经济损失,如母猪感染后可出现流产、产弱仔等情况,育肥猪感染后生长缓慢。

对人类的危害:人感染钩体病后,病情轻重不一,轻者类似感冒,重者可出现严重的肝、肾损害、肺出血等,甚至危及生命。

二、流行病学

传染源:带菌动物是主要传染源,其中鼠类和猪是最重要的储存宿主。鼠类感染后可终身带菌,通过尿液排出病原体,污染环境；猪的带菌率也较高，且排菌量大。

传播途径

直接接触传播：人与带菌动物的尿液、组织或污染的水、土壤等直接接触，钩端螺旋体可通过皮肤、黏膜侵入人体。

消化道传播：摄入被污染的食物或水也可能感染。

其他途径：也可通过母婴传播、呼吸道飞沫传播等，但相对较少见。

易感人群：人群普遍易感，从事农业、渔业、屠宰业等与动物或疫水接触机会较多的人群感染风险较高。

流行特征：本病流行具有明显的季节性，主要发生在夏秋季（6—10月），此时气温高、湿度大，有利于钩端螺旋体的生存和传播。流行形式主要有稻田型、洪水型和雨水型。

三、临床症状

1. 动物

猪：急性型表现为发热、厌食、皮肤和黏膜发黄、血红蛋白尿等；亚急性和慢性型多表现为生长缓慢、怀孕母猪流产等。

牛：发热、贫血、黄疸、血红蛋白尿、流产等，还可能出现乳房炎，乳汁变稠、带血。

犬：精神沉郁、发热、厌食、呕吐、黄疸、黏膜出血等，严重时可出现肾衰竭。

2. 人

早期（感染后1～3d）：主要表现为"三症状"（发热、酸痛、全身乏力）和"三体征"（眼红、腿痛、淋巴结肿大），类似感冒症状。

中期（病程3～10d）：根据临床表现可分为肺出血型、黄疸出血型、肾衰竭型和脑膜炎型等不同类型，症状各不相同。如肺出血型可出现咳嗽、咯血等；黄疸出血型表现为黄疸、出血倾向等。

后期（病程7～14d以后）：少数患者可出现后发热，部分患者还可能伴随眼后发症（如眼部炎症等）、神经系统后发症（如脑膜炎等）。

四、诊断

临床诊断：根据患者或动物的流行病学史（如接触疫水、带菌动物等）、临床症状（发热、黄疸、出血等）进行初步诊断。

实验室诊断

病原学检查：发病早期可采集血液、尿液等标本，通过暗视野显微镜检查、镀银染色等方法直接观察钩端螺旋体；也可进行病原体分离培养，但耗时较长。

血清学检查：常用显微镜凝集试验（MAT）检测血清中的抗体，效价大于1∶400或恢复期血清效价比急性期升高4倍以上有诊断意义。此外，还有酶联免疫吸附试验（ELISA）等方法。

五、防治及处置

1. 预防措施

控制传染源：灭鼠，加强对猪、犬等家畜的管理，定期进行检疫和驱虫，及时隔离和治疗病畜。

切断传播途径：避免接触疫水，在流行地区和流行季节减少在水田劳作、游泳等活动；对污染的环境和水源进行消毒处理；加强个人防护，如穿防护鞋、戴手套等。

保护易感人群和动物：对高危人群可接种钩端螺旋体疫苗；动物也可进行疫苗接种预防。

2. 治疗方法

病原治疗：早期使用抗生素是治疗的关键，常用青霉素，对青霉素过敏者可选用庆大霉素、四环素等。治疗过程中要注意赫氏反应的发生，可采用小剂量分次给药的方法。

对症治疗：根据患者或动物的具体症状进行对症处理，如高热时给予退热治疗，出血时进行止血治疗，出现肝、肾损害时进行相应的支持治疗等。

六、公共卫生和个人防护

钩端螺旋体病的预防和管理需采取综合的措施，这些措施应包括动物宿主消灭和管理，废水的管理、消毒和个人防护等方面。

第二十节 巴氏杆菌病

一、病原和危害性

巴氏杆菌病是主要由巴氏杆菌属细菌引起的人畜（禽）共患的传染病。动物巴氏杆菌病的急性型常以败血症和出血性炎症为特征；慢性型多与其他传染病混合感染或继发于其他疾病。

本病病原主要为巴氏杆菌属的多杀性巴氏杆菌。为球杆状或短杆状菌，两端钝圆，大小为（0.25～0.4）μm×（0.5～2.5）μm，常单在，有时成双排列。病料涂片用瑞氏染色或美蓝染色时，可见明显的两极着色。革兰氏染色阴性，新分离的强毒株有荚膜。该菌无鞭毛，不产生芽孢。需氧及兼性厌氧，在普通培养基上可以生长，在加有血清或血液的培养基中生长良好。

新分离的细菌，其菌落的荧光性很强。分为两大菌落型，一类为对猪等畜类有强大毒力的 Fg 菌落型；另一类为对鸡等禽类毒力强大的 FO 菌落型。自急性病例分离的 Fg 型，菌落在肉眼下现微蓝色荧光，在 45°折光下荧光呈蓝绿色而带金光，边缘有红黄色光带。自慢性散发性病例或健康带菌者分离的多为 FO 型，肉眼观察呈乳白色，荧光微弱，折光下荧光呈橘红色而带金色，边缘有乳白色光带。不同畜群来源分离的巴氏杆菌，对不同畜禽的毒力和抗原性均有很大差异。

本菌的抵抗力不强，60℃加热 10min 可被杀死，常用的消毒药也可将其很快杀死。依据抗原性不同分为许多血清型，它们对不同动物的易感性不同。

二、流行病学

自然条件下可引起多种动物发病，包括家畜、家禽、野生水禽等，牛、猪、兔、绵羊、鸡、火鸡、鸭最易感。许多动物的口咽部在正常情况下带有本菌，当机体抵抗力下降时，可大量繁殖并引起发病，还可传染其他健康动物。传染途径主要是消化道和呼吸道，通过吸血昆虫和损伤的皮肤及黏膜也可感染。

本病的发生一般无明显的季节性，但以气候剧变的秋冬和早春季节发病较多。多种动物和人均可感染发病。家畜中以牛、猪发病较多。马、鹿、兔、驼也可发病。

病畜禽和带菌者是传染源，特别是后者更为重要。主要传播途径是呼吸道、消化道、黏膜和损伤的皮肤等。各种不良的应激因素与本病的发生发展密切相关。多呈散发，但牛、猪有时呈地方流行，鸭多呈流行性。

三、临床症状

（一）猪

又称猪肺疫，潜伏期长短不一，潜伏期 1～5d。随细菌毒力强弱而定，自然感染的快者为 1～3d，慢者为 5～14d。根据病程可分为最急性、急性和慢性 3 种。最急性和急性病例，常由强毒的 Fg 型菌引起，且呈流行性发生；慢性经过病例大多由弱毒的 Fo 型菌引起，呈散发性或继发性发生。

1. 最急性型

最急性型为典型的败血症。常见于流行初期，病猪于头天晚上吃喝如常，无任何临床症状，次晨已死在圈内。症状明显的可见体温升高至41℃以上，食欲废绝，精神沉郁，寒战，可视黏膜发绀，耳根、颈、腹等部皮肤出现紫红斑。较典型的症状是急性咽喉炎，颈部急剧肿大，呈紫红色，触诊坚硬而热痛，重者可波及耳根和前胸部，致使呼吸极度困难，叫声嘶哑，常两前肢分开呆立，伸颈张口喘息，口鼻流出白色泡沫液体，有时混有血液，严重时呈犬坐姿势，张口呼吸，最后窒息而死。病程短促，仅 1～2d，病程致死率100%，所以群众称作"锁喉风"。

2. 急性型

急性型是本病最常见的一种病型，以胸膜肺炎症状为特征。主要表现为肺炎症状，体温升至41℃左右，精神差，食欲减少或废绝，初为干性短咳，后变湿性痛咳，鼻孔流出浆性或脓性分泌物，触诊胸壁有疼痛感，呼吸困难，结膜发绀，皮肤上有红斑。初便秘，后腹泻，消瘦无力。大多 4～7d 死亡，不死者常转为慢性。

3. 慢性型

主要表现慢性肺炎和胃肠炎症状。初期症状不明显，继则食欲和精神不振，持续性咳嗽与呼吸困难，进行性消瘦，行走无力，常有下痢症状。有时皮肤出现痂样湿疹、关节肿胀。进行性消瘦，如不治疗，多经 2 周以上衰竭而死，致死率60%～70%。

（二）牛

又称牛出血性败血病，潜伏期 2～5d。分败血型、浮肿型和肺炎型。

1. 败血型

体温升高，全身症状明显。腹痛、下痢、有时有血便。有时鼻内有血、尿血。迅速衰竭死亡，病程 12～24h，致死率极高。

2. 浮肿型

有明显的全身症状。咽喉颈部及前胸部皮下水肿，伴发舌及周围组织高度肿胀，致使舌伸出口外，呈暗红色。呼吸高度困难，最后窒息而死。病程 12～36h，致死率极高。

3. 肺炎型

主要呈纤维素性胸膜肺炎症状，有时下痢或血痢。病程 3d 至 1 周，致死率80%以上。

（三）鸡

又称鸡霍乱，主要是成年鸡发病，潜伏期2d。分最急性型、急性型和慢性型。见于流行初期。最急性型往往看不到任何症状而突然死亡。急性型主要表现为精神沉郁，离群呆立，常有剧烈下痢，粪便灰黄或绿色，有时带血，体温高达43～44℃。食欲废绝，饮欲增强。鸡冠、肉髯黑紫色。呼吸加快，鼻腔分泌物增多。严重时呼吸困难，有时发出"咯咯"声或"咕噜"声，发病后1～3d死亡。致死率不高，但影响生长发育和产蛋。

慢性型多由急性病例转来，病鸡精神不振，冠髯苍白，有的发生水肿变硬。关节发炎、肿大跛行。有时可见鼻窦肿大，鼻腔分泌物增多。有的慢性病鸡长期拉稀。

鸭浆膜炎由鸭疫巴氏杆菌引起，是危害养鸭业的主要细菌病之一。最急性病例不表现任何明显症状而突然死亡。急性病例主要表现为嗜睡，缩颈，不愿走动，行动蹒跚，共济失调。眼鼻有浆液或黏液性分泌物。粪便稀薄呈绿色或黄绿色，濒死期出现神经症状。病程一般为1～3d。日龄较大的小鸭病程可达1周或1周以上，且多呈亚急性或慢性经过。主要表现为沉郁、伏卧、共济失调。

四、诊断

根据流行病学、症状及病变特点，结合治疗效果，可以作出疑似诊断或初步诊断。确诊有赖于细菌学检查。对于败血症者，用肝等实质器官直接触片，可见到典型的巴氏杆菌，依此即可确诊。对于局部感染者，可采取病变部组织，进行细菌分离鉴定。

采取病变部材料涂片、染色、镜检，可见到两极着色的小杆菌。分离培养检查时，可长出具有荧光色彩的典型菌落，取菌落染色镜检，见到革兰氏阴性的球杆菌。但是必须注意，即使在猪肺部检出巴氏杆菌，也不能完全否认有其他传染病的存在，要作具体的全面分析。

鸭疫巴氏杆菌还可用荧光抗体技术进行诊断。

五、防治及处置

(一) 平时的预防措施

加强饲养管理,搞好环境卫生,以增强机体抵抗力,减少各种应激因素。

根据情况进行疫苗免疫接种。不同动物所用菌苗不同,猪用菌苗有猪肺疫氢氧化铝菌苗、猪肺疫弱毒冻干菌苗等,鸡用疫苗有禽霍乱菌苗,鸭用鸭疫巴氏杆菌苗。

(二) 治疗

可用抗生素注射或口服,应根据分离细菌的药敏试验结果选用有效药物。

(三) 发病后的扑灭措施

病畜(禽)隔离治疗,治疗方法有抗菌类药物治疗,抗兔血清治疗和对症治疗。同群畜禽进行药物预防。

对疫区内其他畜禽可进行紧急疫苗接种或药物预防。

对病畜禽污染和可能污染的环境、用具等进行随时消毒。

第二十一节 日本血吸虫病

一、病原和危害性

日本血吸虫病一般指血吸虫病,血吸虫病是由裂体吸虫属血吸虫引起的一种慢性寄生虫病,主要流行于亚、非、拉美的73个国家,患病人数约2亿。血吸虫病主要分两种类型,一种是肠血吸虫病,主要为曼氏血吸虫和日本血吸虫引起;另一种是尿路血吸虫病,由埃及血吸虫引起。我国主要流行的是日本血吸虫病。

1. 对人类的危害

成虫寄生于人体门静脉系统,虫卵沉积在肝、肠等组织,引起虫卵肉芽肿和纤维化,导致慢性肝病(如肝脾肿大、肝硬化、腹水)、肠道病变(腹痛、腹泻、便血),严重时可影响生长发育、生育能力,甚至危及生命。

2. 对动物的危害

牛、羊、猪等哺乳动物感染后,可出现消瘦、贫血、生长迟缓、流产等,影响畜牧业生产。

二、流行病学

日本血吸虫患者的粪便中含有活卵,为本病主要传染源。主要通过皮肤、黏膜与疫水接触受染。人与脊椎动物对血吸虫普遍易感。

1. 传染源

感染血吸虫的人和哺乳动物(如牛、羊、猪、鼠等)是主要传染源,其粪便中的虫卵随粪便排出,污染水源。

2. 传播途径

接触疫水:虫卵在水中孵出毛蚴,毛蚴侵入钉螺发育为尾蚴,尾蚴从钉螺逸出后,可经皮肤或黏膜侵入人体或动物。

粪便污染:含虫卵的粪便污染水源,是传播的关键环节。

3. 易感人群

普遍易感,渔民、农民、涉水作业者等接触疫水机会多的人群感染风险高。

4. 流行特征

主要流行于长江流域及以南的湖南、湖北、江西、安徽、江苏等省,与钉螺分布密切相关,夏秋季(5—10月)因涉水活动增多,感染率较高。

三、临床症状

(1)急性期(感染后2～12周):发热、乏力、咳嗽、荨麻疹,伴有腹痛、腹泻、肝脾肿大,严重时可出现脓血便。

(2)慢性期(感染6个月以上):无明显症状或表现为反复腹

痛、腹泻、便血，肝脾逐渐肿大，体力下降。

（3）晚期：以肝硬化、腹水、脾肿大、门静脉高压为主要表现，可出现腹壁静脉曲张、呕血、黑便等并发症，儿童感染可导致生长发育障碍（如侏儒症）。

四、诊断

1. 流行病学史

有疫水接触史，居住或去过流行区。

2. 临床表现

出现发热、肝脾肿大、腹泻等症状，或有慢性肝病、腹水等体征。

3. 实验室检查

病原学检查：粪便中检出血吸虫虫卵或孵出毛蚴（直接涂片法、毛蚴孵化法），或直肠黏膜活检发现虫卵。

血清学检查：酶联免疫吸附试验（ELISA）、间接血凝试验（IHA）等检测抗体或抗原，用于辅助诊断。

五、防治及处置

1. 治疗

病原治疗：首选吡喹酮，具有高效、低毒、疗程短的特点，可杀灭成虫和虫卵。

对症治疗：急性期退热、补液；晚期针对肝硬化、腹水等并发症进行支持治疗。

2. 预防

控制传染源：对患者和病畜进行规范治疗，管理粪便（如采用无害化厕所，避免粪便污染水源）。

消灭中间宿主：通过药物（如氯硝柳胺）或环境改造（填埋钉螺滋生地、硬化沟渠）灭螺。

切断传播途径：保护水源，避免饮用生水；在疫水区域设置警示标志，减少涉水活动。

六、公共安全与个人防护

1. 公共安全措施

加强流行区疫情监测，开展群防群治，组织灭螺、粪便管理等公共卫生项目。

对流行区居民定期筛查，及时发现和治疗患者，防止疫情扩散。

加强水利工程建设，改善灌溉系统，减少钉螺滋生环境。

2. 个人防护建议

避免接触疫水：不在疫水中游泳、洗衣、捕鱼，必须接触时（如农田劳作），穿防水靴、戴手套，或涂抹防护药剂（如防蚴霜）。

注意饮食卫生：不喝生水，蔬菜、瓜果洗净后食用，避免虫卵经口感染。

定期检查：流行区居民及频繁接触疫水者，每年定期进行血吸虫病筛查，早发现早治疗。

日本血吸虫病的防控需结合"查病治病、灭螺、粪便管理、个人防护"等综合措施，公共卫生部门与个人防护配合是切断传播的关键。若有疫水接触史并出现相关症状，需及时就医排查。

第二十二节　旋毛虫病

一、病原和危害性

旋毛虫病是旋毛形线虫引起的人畜共患病。人因生食或摄入未煮熟含有活的旋毛虫幼虫而感染。主要临床表现有胃肠道症状、发热、眼睑水肿和肌肉疼痛。常见主要有蛔虫、蛲虫、滴虫感染，部分地区有血吸虫、肝吸虫感染等。

二、流行病学

人类因生食或摄入不熟的猪或其他动物肉而感染。骨骼肌中的包囊幼虫在 -20℃时可存活 57d，在腐肉中可存活 2～3 个月。不充分的熏烤或涮食都不足以杀死包囊幼虫。此外，在动物间通过粪便传播受到一定的关注，人群间此种传播也并非不可能，尤其感染后 4h 内排出的粪便感染力最强。成虫寄生于人或动物的肠道，幼虫寄生于肌肉中。

三、临床症状

潜伏期 2～45d，多为 10～15d，潜伏期长短与病情轻重呈负相关。临床症状轻重则与感染虫量呈正相关。

（一）早期

相当于成虫在小肠阶段。可表现有恶心、呕吐、腹痛、腹泻等，通常轻而简短。

（二）急性期

幼虫移行时期。起病急骤。主要表现有发热、水肿、皮疹、肌痛等。发热多伴畏寒、以弛张热或不规则热为常见，多在 38～40℃，持续 2 周，重者可达 8 周。发热同时，约 80% 患者出现水肿，主要发生在眼睑、颜面、眼结膜，重者可有下肢或全身水肿。进展迅速为其特点。多持续 1 周左右。皮疹多与发热同时出现，好发于背、胸、四肢等部位。疹形可为斑丘疹、猩红热样疹或出血疹等。全身肌肉疼痛甚剧。多与发热同时或继发热、水肿之后出现，伴压痛与显著乏力。

皮肤呈肿胀硬结感。重症患者常感咀嚼、吞咽、呼吸、眼球活动时疼痛。此外，累及咽喉可有吞咽困难和喑哑；累及心肌可出现心音低钝、心律失常、奔马律和心功能不全等；累及中枢神经系统常表现为头痛、脑膜刺激征、甚而抽搐、昏迷、瘫痪等；肺部病变可导致咳嗽和肺部啰音；眼部症状常失明、视力模糊和复视等。

（三）恢复期

随着肌肉中包囊形成，急性炎症逐渐消退，全身性症状（如发热、水肿和肌痛）逐渐减轻。但患者仍可能存在显著消瘦、乏力，肌痛和硬结仍可持续数月。最终因包囊壁钙化及幼虫死亡而症状完全消失。严重病例呈恶病质状态，因虚脱、毒血症或心肌炎而死亡。

人感染后的症状：成虫引起腹痛、带血性腹泻；幼虫引起急性肌炎、发热、肌肉肿胀等。

四、诊断

依据进食未熟肉食的流行病学史及典型的临床表现，不难疑及本病，再结合病原学检查或免疫学检查结果，确定诊断并无困难。

鉴别诊断应与食物中毒、肠炎、伤寒、钩端螺旋体病、血管神经性水肿及皮肌炎等鉴别。

（一）病原学检查

应取标本检查包囊或胃蛋白酶消化处理后离心，取沉渣以亚甲蓝染色镜检，找幼虫或将残肉喂动物（大鼠）。3d后检查其肠内幼虫，若检出旋毛虫幼虫即可确诊。若已发病10d后，可做肌肉活检，常取三角肌或腓肠肌活检，阳性率较高。

在腹泻早期，可在大便中找到幼虫，在移行期偶可在离心的血液、乳汁、心包液和脑脊液中查见幼虫。

（二）免疫学检查

1. 皮内试验

用旋毛虫幼虫浸出液抗原（1:2000～1:10000）取0.1mL，皮内注射后15～20min，皮丘＞1cm，红晕直径＞2cm；而对照用0.1%硫柳汞0.1mL，在另一例前臂皮内注射为阴性反应时即判定皮试为阳性。此法有较高灵敏性与特异性，方法简单，很快获得结果。

2. 血清学检查

用旋毛虫可溶性抗原检测患者血清的特异性抗体有助于诊断。可用玻片凝集法、乳胶凝集试验、补体结合试验、对流免疫电泳、间接免疫荧光抗体试验和酶联免疫吸附试验等，检测患者血清抗体以后，两者的敏感性与特异性较好。如恢复期血清抗体较急性期增加4倍以上更有诊断意义。

3. 其他肌肉活检

找到旋毛虫幼虫，尿常规检查可有蛋白尿及颗粒或蜡样管型和红细胞。在病程3～4周时，球蛋白增高，而白蛋白降低，甚至比例倒置，免疫球蛋白IgE显著升高。

4. 其他检查

可相应做X线、B超、心电图等检查。

五、防治及处置

（一）一般治疗

症状明显者应卧床休息，给予充分营养和水分，肌痛显著可予镇痛剂。有显著异性蛋白反应或心肌中枢神经系统受累的严重患者，可给予肾上腺皮质激素，最好与杀虫药同用。

（二）病原治疗

根据病原对症治疗，也可采用苯咪唑类药物。

第二十三节　马鼻疽

一、病原和危害性

马鼻疽是马、骡、驴等单蹄动物的一种高度接触性的传染病，人也可以感染。以在鼻腔、喉头、气管黏膜或皮肤上形成鼻疽结节、溃疡和瘢痕，在肺、淋巴结或其他实质器官发生鼻疽性结节为特征。病原为伯克霍尔德菌属的鼻疽杆菌。马鼻疽分布极为广泛，全世界都有发生，法国、挪威、丹麦、英国、德国、南斯拉夫、希腊、瑞典、土耳其、美国、加拿大、伊朗、日本等国均有发病报道，严重威胁农牧业生产。自第一次世界大战以后，美国、加拿大及大多数欧洲国家，已将鼻疽消灭或基本消灭。1938年，只有罗马尼亚、波兰及苏联有较重的疫情。1981年，莫桑比克、墨西哥、土耳其、叙利亚、阿富汗、印度和缅甸尚有本病发生。

鼻疽伯氏菌长 $2\sim5\mu m$、宽 $0.3\sim0.8\mu m$、两端钝圆，不能运动、不产生芽孢和荚膜，幼龄培养物大半是形态一致呈交叉状排列的杆菌，老龄菌有棒状、分枝状和长丝状等多形态，组织抹片菌体着色不均匀时，浓淡相间，呈颗粒状，很似双球菌或链球菌形状。革兰氏染色阴性，常用苯胺染料可以着色，以石炭酸复红或碱性亚甲蓝染色时，能染出颗粒状特征。电镜观察，在胞浆内见网状嗜碱包含体而与其他革兰氏阴性菌有所区别。

需氧和兼性厌氧菌，最适宜温度为 $37\sim38℃$，最适 pH 值 $6.4\sim7.0$。在 4%甘油琼脂中生长良好，经 24h 培养后，形成灰白带黄色有光泽的正圆形小菌落，48h 后菌落增大至 $2\sim3mm$。开始为半透明，室温放置后逐渐黄褐色加深，菌落黏稠。在含 2%血液或 0.1%裂解红细胞培养基内发育更好，在鲜血琼脂平板上不溶血；在硫堇 – 葡萄糖琼脂上生长时，菌落呈淡黄绿色至灰黄色；在孔雀绿酸性复红琼脂平皿生长时，菌落呈绿色。

在甘油肉汤培养时，肉汤呈轻度混浊，在管底可形成黏稠的灰白色沉淀，摇动试管时沉淀呈螺旋状上升，不易破碎。老龄培养物可形成菌环和菌膜。

在马铃薯培养基上 48h 培养后，可出现黄棕色黏稠的蜂蜜样菌苔，随着培养日数的延长，黄色逐渐变深。在石蕊牛乳培养基内培养 $10\sim20d$ 后，可从管底部凝固，凝乳不胨化，石蕊变红。在通气条件下深层培养，生长旺盛，$46\sim72h$ 培养物，菌数可达（260亿～270亿）个/mL。培养物的 pH 值无显著变化，其中的细菌也不发生变异，而静止培养同样时间，活菌数不超过（1亿～1.5亿）

个/mL，培养基的酸碱度上升为pH值8.0左右，其中的细菌也易发生变异。生化反应极弱，部分菌株可分解葡萄糖和水杨苷，产酸不产气；不能还原硝酸盐；产生少量硫化氢和氨，但不产生靛基质；不液化明胶；M.R.和v-P试验阴性；不产生氧化酶；但精氨酸双水解酶试验为阳性。

马鼻疽有两种抗原，一种为特异性抗原，另一种为与类鼻疽共同的抗原。与类鼻疽菌在凝集试验、补体结合试验和变态反应中均有交叉反应。

二、流行病学

马鼻疽通常是通过患病或潜伏感染的马匹传入健康马群，鼻疽马是本病的传染病，开放性鼻疽马更具危险性。自然感染是通过病畜的鼻腔分泌液、咳出液和溃疡的脓液传播的，通常是在同厩饲养、同槽饮水、互相啃咬时随着摄入受鼻疽伯氏菌污染的饲料、饮水经由消化道发生的。皮肤或黏膜创伤发生的感染较少见。人感染鼻疽主要经创伤的皮肤和黏膜感染；人经食物和饮水感染的罕见。人和多种温血动物都对本病易感。动物中以驴最易感染，但感染率最低；骡居第二，但感染率却比马低；马通常取慢性经过，感染率高于驴、骡。我国骆驼有自然发病的报道。反刍动物中的牛、山羊、绵羊人工接种也可发病，但狼、狗、绵羊和山羊偶尔也会自然感染本病。捕获的野生狮、虎、豹、豺和北极熊因吃病畜肉也得此病而死亡。鬣狗也可感染，但可耐过。

新发病地区常呈暴发性流行，多取急性经过，在常发病地区马群多呈缓慢、延续性传播。鼻疽一年四季均可发生。马匹密集饲养，在交易市场、大车店使用公共饲槽和水桶，以及马匹大迁徙、大流动，都是造成本病蔓延因素。本病一旦在某一地区或马群出现，如不及时采取根除措施，则长期存在，并多呈慢性或隐性经过。当饲养管理不善、过劳、疾病或长途运输等应激因素影响时，又可呈暴发性流行，引起大批马匹发病死亡。

三、临床症状

人工感染为 2～5d，自然感染为 2 周至几个月。由于不少马匹在感染后不表现任何临床症状，因此可以区分为临床鼻疽和潜伏性鼻疽两种病型。

在临床上，鼻疽分为急性或慢性两种。不常发病地区的马、骡、驴的鼻疽多为急性经过，常发病地区马的鼻疽主要为慢性型。

（一）急性鼻疽

经过 2～4d 的潜伏期后，以弛张型高热 39～41℃、寒战、一侧性黄绿色鼻液和下颌淋巴结发炎，精神沉郁，食欲减少，可视黏膜潮红并轻度黄染。鼻腔黏液上有小米粒至高粱大的灰白色圆形结节，突出黏膜表面，周围绕以红晕。结节迅速坏死、崩解，形成深浅不等的溃疡。溃疡可融合，边缘不整，隆起如堤状，底面凹陷，呈灰白或黄色。由于鼻黏膜肿胀和声门水肿，呼吸困难。常发鼻衄血或咳出带血黏液，时发干性短咳，听诊肺部有啰音。外生殖器、乳房和四肢出现无痛水肿。绝大部分病例排出带血的脓性鼻汁，并沿着颜面、四肢、肩、胸、下腹部的淋巴管，形成索状肿胀和串珠状结节，索状肿胀常破溃。患畜食欲废绝，迅速消瘦，经 7～21d 死亡。

（二）慢性鼻疽

常见感染马多为这种病型。开始由一侧或两侧鼻孔流出灰黄色脓性鼻汁，往往在鼻腔黏膜见有糜烂性溃疡，这些病马称为开放性鼻疽马。呈慢性经过的病马，在鼻中用溃疡的一部分取自愈经过时，形成放射状瘢痕。触诊颌下、咽背、颈上淋巴结肿胀、化脓，干酪化，有时部分发生钙化，有硬结感。下颌淋巴结因粘连几乎完全不能移动，无疼痛感。患畜营养下降、显著消瘦，被毛粗乱无光泽，往往陷于恶病质而死。

有的慢性鼻疽病例其临诊症状不明显。病畜常常表现不规则的回归热或间隙热，有时见到与慢性呼吸困难相结合的咳嗽。在后肢可能有鼻疽性象皮病。

（三）潜伏性鼻疽

可能存在多年而不发生可见的病状。在部分病例，首先是潜伏性病例，鼻疽可能自行痊愈。

四、防治及处置

目前尚无有效马鼻疽菌苗。为消灭、控制本病，必须做好检测和消灭传染源这一主要环节，防控的主要工作是定期对所有马匹进行马来因（鼻疽菌素）试验，扑杀所有感染的马匹，以及加强消毒。通常不对任何证实感染马鼻疽的马属动物进行治疗。在对感染豚鼠的治疗中，氨苄西林、磺胺类药物、庆大霉素等大剂量使用有一定效果。

第二十四节 野兔热

一、病原和危害性

野兔热又称兔热病、土拉热、土拉菌病、土拉弗氏菌病、土拉弗伦斯病和土拉弗伦斯菌病，是一种主要感染野生啮齿动物并可传染给家畜和人类的自然疫源性疾病。以体温升高，淋巴结肿大、脾和其他内脏点状坏死变化为特征。

本病在世界上分布很广，主要分布在北半球。

由于本病的传播方式多种多样，易感动物广泛，容易形成自然疫源性，因而难以消灭，在公共卫生方面也意义重大，毛皮、肉类加工人员、农业、林业、畜牧业、酒业工作人员都容易受到感染。动物感染野兔热会造成严重的经济损失，如美国羊群中的多次流行，曾造成大批动物死亡，康复的羊群大都体质衰弱，羊毛断裂，脱落，严重影响毛皮产量和质量，对旅游业也有一定的影响。

本病病原为土拉热弗朗西氏菌、本菌原属巴氏杆菌属，现为弗朗西氏菌属，本属共有3种细菌，在抗原和脂肪酸组成方面与土拉弗朗西氏菌相类似，另一种为新杀手弗朗西氏菌，与土拉弗朗西氏菌属于同一生物型，有人建议将其命名为土拉弗朗西氏新杀手变种。

根据对家兔等实验动物的致病性及分解甘油的能力不同，土拉弗朗西氏菌被分为旧北区变种（欧亚变种，也称B型菌）和新北区变种（美洲变种，也称A型菌），A型菌多数能分解甘油，毒力强，B型菌多数不分解甘油，对人毒力弱，此外，尚有介于两者之间的变种。

土拉弗朗西氏菌是一种多形态的细菌，在动物血液中近似球形，在培养物中呈球状、杆状、豆状、丝状和精子状等，大小为$0.2 \sim 1 \mu m$。该菌是一种多形态，无鞭毛，不能运动，不产生芽孢，在动物体内可形成荚膜。革兰氏染色阴性，美蓝染色两极着染，经3%盐酸酒精固定标本，用碳酸龙胆紫或姬姆萨染液极易着色。

该菌为专性需氧菌，营养要求较高，在普通琼脂和肉汤中均不生长，只在加入胱氨酸、半胱氨酸、血液或卵黄的培养基中生长，常用的凝固卵黄培养基，接种材料含菌量较大时，能形成具有光泽的菌落，表面凹凸不平，边缘整齐。病料如接种葡萄糖胱氨酸血液琼脂，很容易形成突起、边缘整齐的菌落。该菌在鸡胚绒毛尿囊膜上也能生长，在卵黄囊中生长茂盛。最适生长温度$35 \sim 37℃$，pH值$6.8 \sim 7.2$。若从动物或人体初次分离，一般培养须$3 \sim 5d$。

生化特性测定时，在固体培养基和液体培养基中须加胱氨酸和马血清，pH值恒定才能进行。本菌发酵糖及醇的能力较弱，所有菌株都能发酵葡萄糖，产酸不产气，多数菌株发酵甘露糖和麦芽糖，不发酵乳糖、蔗糖、鼠李糖、木胶糖、半乳糖、阿拉伯糖、甘露醇和山梨醇，在含半胱氨酸的培养基中能产生H_2S，不形成吲哚，能分解尿素，还原硫黄、美蓝、孔雀绿，不还原刚果红，过氧化氢酶阳性。

本菌对外界的抵抗力很强，在低温条件下和在水中能长时间生存,在4℃的水中或潮湿的土壤中能存活4个月以上,且毒力不降低,在动物尸体中,低温下可存活6～9个月,在肉品和皮毛中可存活数十天。但对理化因素的抵抗力不强,在直射阳光下只能存活20～30min,紫外线照射立即死亡,60℃以上高温和常用消毒剂可很快将其杀死。

二、流行病学

易感动物广泛,野生棉尾兔、水鼠、海狸鼠及其他野生动物,都易感染发病,人因食用未经处理的病肉或接触污染源而感染发病。136种啮齿动物是本菌的自然储存宿主。

本病的传播媒介为吸血昆虫,共有83种节肢动物能传播本病,主要有蜱、螨、牛虻、蚊、蝇类、虱等,通过叮咬的方式将病原体从患病动物传给健康动物,被污染的饮水、饲料也是重要的传染源。

本病一年四季均可流行,一般多见于春末夏初季节,也有在秋末冬初发病较多的报道。野生啮齿动物中常呈地方性流行,大流行见于洪水或其他自然灾害时,肉用动物中,绵羊尤其羔羊发病较为严重,损失较大。

三、临床症状

以体温升高、衰竭、麻痹和淋巴结肿大为主,各种动物和每个病例的症状差异较大。潜伏期为1～9d,但以1～3d为多。

(一)兔

一些病例常不表现明显症状而迅速死亡,大部分病例病程较长,呈高度消瘦和衰竭,体表淋巴结肿大,常发生鼻炎,体温升高1～1.5℃。

(二)绵羊和山羊

自然发病绵羊较多,病程1～2周,病羊体温升高至40.5～41℃,脉搏增数,呼吸浅快,精神委顿,垂头或卧地,后肢软弱或瘫痪，体表淋巴结肿大，2～3d后体温降至正常，但随后又常回升，一般经8～15d痊愈。妊娠母羊常发生流产和产死胎。羔羊发病较为严重，黏膜苍白、腹泻、麻痹、兴奋或昏睡，不久死亡。

（三）牛

症状不明显，妊娠母牛常发生流产，犊牛发病呈全身虚弱、体温升高，多为慢性经过。

（四）马、驴

症状轻重不一，一些病例没有明显症状，母畜可发生流产（孕期4～5个月的母畜多发），病驴体温升高1～2℃时，伴随食饮减少和消瘦。

（五）猪

自然发病多为小猪，体温升高1～2℃，精神委顿、厌食、腹式呼吸、咳嗽，病期7～10d，死亡不多。

（六）禽类

无特征症状。

（七）人

由于感染途径不同，有肺炎型、腺肿型、胃肠型和伤寒型，死亡率不足1%，多呈良性经过。

四、诊断

（一）直接检测病原体

1. 样本类型

溃疡分泌物、淋巴结穿刺液、血液、痰液、咽拭子等。

2. 检测方法

PCR检测：快速检测土拉菌DNA，特异性高，适用于早期诊断；抗原检测：免疫荧光法（IFA）或酶联免疫吸附试验（ELISA）；细菌培养：样本接种于特殊培养基（如巧克力琼脂），但土拉菌生长缓慢（需2～5d），且需在生物安全三级实验室（BSL-3）操作（高风险病原体）。

（二）血清学检测

抗体检测（感染后 1～2 周出现）。试管凝集试验（TAT）、ELISA 检测血清中特异性 IgM/IgG 抗体；双份血清：急性期和恢复期（间隔 2～4 周）抗体滴度 4 倍以上升高可确诊。

五、预防与处置

（一）防控措施

1. 控制传染源

避免接触野兔、啮齿类等野生动物及其尸体，不食用未煮熟的野生动物肉类。

发现病死动物及时报告相关部门，由专业人员处理，不私自掩埋或焚烧。

2. 切断传播途径

接触动物或动物制品时（如捕猎、屠宰），佩戴手套、口罩、护目镜等防护装备，操作后彻底洗手。

疫区环境消毒：对可能被污染的水源、土壤、用具等用含氯消毒剂或煮沸消毒。

防蜱虫叮咬：在野外活动时穿长袖衣物、扎紧裤脚，使用驱避剂（如避蚊胺），定期检查身体是否有蜱虫附着。

3. 保护易感人群

疫区从业人员（如兽医、屠宰工、实验室人员）需接受专业培训，严格遵守防护规范。

目前疫苗主要用于高风险人群（如实验室工作者），普通人群可通过加强个人防护降低感染风险。

（二）应急处置

1. 暴露后处理

若皮肤接触到疑似污染的动物或体液，立即用肥皂水清洗，并用碘伏消毒；黏膜（如眼、鼻）接触后，用生理盐水冲洗。

被蜱虫叮咬后，正确移除蜱虫（垂直向上拔出，避免挤压），叮咬处消毒并观察是否出现红肿、发热等症状。

2. 疫情报告与隔离

发现疑似病例（如发热、淋巴结肿大、皮肤溃疡），立即向疾控部门报告，患者需隔离治疗，避免接触他人。

密切接触者需医学观察 2 周，观察期间出现症状及时就医。

（三）治疗措施

1. 病原治疗

首选链霉素或四环素类抗生素（如多西环素），早期治疗可显著改善预后，需在医生指导下规范用药。

2. 对症支持

高热时降温，补充水分和营养，局部溃疡或淋巴结脓肿避免挤压，可遵医嘱切开引流。

六、公共卫生安全与个人防护

（1）野外活动：避免在疫区草丛、灌木区长时间停留，不接触不明动物尸体，携带消毒用品（如酒精湿巾）。

（2）畜牧业与屠宰业：动物检疫合格后方可屠宰，生肉彻底煮熟（中心温度达 70℃以上），生熟刀具、砧板分开使用。

（3）实验室操作：涉及土拉弗朗西斯菌（野兔热病原体）的实验需在生物安全三级（BSL-3）实验室进行，严格遵守操作规程。

野兔热作为法定乙类传染病，预防关键在于减少野生动物接触和强化个人防护，一旦出现可疑症状需及时就医并告知暴露史，避免延误治疗。

第二十五节　类鼻疽

一、病原和危害性

类鼻疽是由类鼻疽伯克霍尔德菌引起的人类与动物的共患疾

病。临床表现多样化，可为急性或慢性，局部或全身，有症状或无症状。大多伴有多处化脓性病灶。主要见于热带地区，流行于东南亚地区。人主要是通过接触含有致病菌的水和土壤，经破损的皮肤而受感染。人群对类鼻疽杆菌普遍易感。本病潜伏期一般为4～5d，但也有感染后数月、数年，甚至有长达20年后发病，即所谓"潜伏型类鼻疽"，此类病例常因外伤或其他疾病而诱发。

二、流行病学

（一）传播原

本病病原体为类鼻疽伯克雷尔德菌，一般为散发，也可呈暴发流行。

流行区的水和土壤中常含有该菌。细菌可在外界环境中自然生长，不须任何动物作为贮存宿主。该菌可使多种动物感染甚至致病，但并不是主要传染源，人之间传播罕见。

（二）传播途径

人接触含菌的水和土壤，经破损的皮肤而感染。食入、鼻孔滴入或吸入病菌污染物也可致病。一般不会发生节肢动物源性感染。

（三）易感人群

人普遍易感。新近进入类鼻疽流行边区、存在糖尿病、酒精中毒、脾切除、艾滋病病毒感染等情况的人群为易感因素。

三、临床症状

本病潜伏期为4～5d，也有长达数月或数年者。临床表现多样化，与鼻疽极为相似。本病可分为隐匿性感染、无症状肺浸润、急性局部化脓性感染、急性肺部感染、急性败血症、慢性化脓性感染和复发性感染7种类型。

（一）局部化脓性感染

表现为皮肤破损处结节形成，引流区淋巴结肿大和淋巴管炎，常伴发热和全身不适，可很快发展为急性败血症。

（二）急性肺部感染

该类型是类鼻疽最常见的感染类型，可为原发性或血行播散性肺炎，除有高热、寒战外，尚有咳嗽、胸痛、呼吸急促等，且症状与胸部体征不成比例。肺部炎症多见于上叶，呈实变，并常有薄壁空洞形成，易误诊为结核病，此型也可发展为败血症。

（三）急性败血症

可为原发，也可为继发，为类鼻疽最严重的临床类型。起病突然、脓毒血症症状显著，常迅速出现多器官累及所引起的表现，如肺部累及，可出现呼吸困难、双肺湿啰音。

（四）中枢神经系统感染

累及时可出现脑炎或脑膜炎的相应症状和体征。部分患者因病情迅速进展以至来不及抢救而死亡。

（五）慢性化脓性感染

主要表现为多发脓肿，可累及多个组织或器官，患者也可以不发热。复发性感染可表现为急性局部化脓性感染、急性肺部感染、急性败血症或慢性化脓性感染。外科手术、外伤、酗酒、放射治疗等常为复发的诱因。

四、诊断

（一）病原学检查

渗出物、脓液等做涂片（亚甲蓝染色）和培养，悬滴试验可观察到，可用以与马鼻疽伯克菌区别。

（二）血清学检查

主要有间接血凝试验和补体结合试验两种。前者出现较早，但特异性较差。动态观察抗体效价有 4 倍以上升高者有诊断价值；单次效价前者在 1:80 以上，后者在 1:8 以上，也有一定的参考价值。把现已分离到的菌株特异性抗原用于间接酶联免疫吸附试验，灵敏性和特异性均较高。

(三) 分子生物学检查

针对类鼻疽伯克菌的 bimA（Bm）基因设计特异性引物，可用于快速诊断，采用实时聚合酶链式反应（PCR）方法设计特异探针，可据此与马鼻疽伯克菌鉴别。

本病在急性期应与急性鼻疽、伤寒、疟疾、葡萄球菌败血症及肺炎等相鉴别。慢性期应与结核病、慢性期鼻疽等加以区别。

五、防治及处置

败血症的预防措施：易患败血症的高危患者一旦出现败血症征象或疑似症状时要积极检查果断处理。

治疗类鼻疽杆菌感染临床上常用的药物有青霉素、链霉素、氯霉素、四环素、庆大霉素等。有脓肿者宜作外科切开引流，对内科治疗无效的慢性病例，可采用手术切除病变组织或器官。

第二十六节　肉芽肿性疾病

一、病原和危害性

肉芽肿性疾病是由放线菌引起的慢性化脓性肉芽肿性疾病。好发于面颈部及胸腹部，以向周围组织扩展形成瘘管并排出带有硫黄样颗粒的脓液为特征。大剂量、长疗程的青霉素治疗对大多数病例有效，亦可选用四环素、红霉素、林可霉素及头孢菌素类抗生素；同时还需外科引流脓液及手术切除瘘管。此病无传染性，注意口腔卫生可预防本病。

病原菌以伊氏放线菌落为常见。这些病原菌为厌氧菌或微需氧，常是人体中的一个正常菌丛，特别是口腔中常可见到。加有外伤，外科手术后即可发生感染。感染后常合并细菌感染，损害由中心逐渐通过窦通向周围蔓延，侵犯皮肤、皮下组织、肌肉、筋膜、骨骼及内脏等。可通过消化道和气管传播，极少数是通过血行播散。

二、临床症状

常见症状：面颈脓肿，局部板样坚硬，脓肿穿破成许多排脓窦通，排出的脓中常见"硫黄颗粒"。

（一）面颈部放线菌病

最常见，可先在口内寄生而发病。病原菌可由龋齿或牙周脓肿、扁桃体病灶等处入侵，好发于面颈交界部，表面皮色暗红或棕红，以后形成脓肿，局部板样坚硬，脓肿穿破成许多排脓窦道，排出的脓中常见"硫黄颗粒"。病变可扩展至颅、颈、肩和胸等处，波及咀嚼肌时可致牙关紧闭，后期可致其下方骨膜炎及骨髓炎。

（二）腹部放线菌病

病原菌由口腔吞食侵入肠黏膜而致病，也可由胸部病变直接波及。好发于回盲部，如急性、亚急性或慢性阑尾炎表现，局部肿块板样硬度，后则穿破腹壁成篓，脓中可见"硫黄颗粒"，可伴发热、盗汗、乏力、消瘦等全身症状，也可波及腹部其他脏器，如胃、肝、肾等，或波及脊椎、卵巢、膀胱、胸腔，或血行播散侵及中枢神经系统。

（三）胸部放线菌病

病原菌经呼吸道进入肺而致病，也可由相邻部放线菌病直接波及，常侵犯肺门或肺底，呈急性或慢性感染表现，如不规则发热、胸痛、咳嗽、咳痰带血、盗汗、消瘦等。波及胸膜可致胸膜炎、脓胸，可形成排脓篓管，脓中有"硫黄颗粒"，X线显示肺叶实变，其中可有透亮区，可伴胸膜粘连和胸腔积液，也可波及心包致心包炎。

（四）脑型放线菌病

1. 局限型

包括厚壁脓肿及肉芽肿等，多见于大脑，亦可累及第三脑室、颅后窝等处，引起颅压升高。脑神经受累可致头痛、恶心、呕吐、复视、眼睑下垂等症状。

2. 弥漫型

呈单纯脑膜炎或脑脓肿，也可呈硬膜外脓肿、颅骨骨髓炎等。

（五）皮肤型放线菌病

由皮肤直接接触病原菌而致病，可位于躯体各部位。初起为皮下结节，软化后破溃成窦道，可向四周扩展，呈卫星状皮下结节。破后成篓管，脓中有"硫黄颗粒"。病呈慢性。亦可侵入深部组织，局部因纤维化、瘢痕形成而变得很硬。

三、诊断

（一）病原菌检查

1. 直接镜检

颗粒压片革兰染色，可见蓝色菌丝团块及棒状体。脓液涂片也可能找到细小且短的分支样菌丝，抗酸染色阴性。注意奴卡菌抗酸染色为阳性，链丝菌有孢子。

2. 培养

较困难，颗粒必须多次用无菌盐水洗涤，以除去细菌，然后用消毒玻璃棒压碎，划线接种于脑心浸液血琼脂上，至 CO_2 厌氧菌缸中，37℃方可。

（二）组织病理

早期局部有白细胞浸润，形成小脓肿，穿破形成窦道，各窦道可互通。体内筋膜、胸膜、横膈、骨骼等均不能阻止其发展。化脓区附近可有慢性肉芽组织增生，可有淋巴样细胞、浆细胞、组织细胞及成纤维细胞等浸润，局部组织还可呈玻璃样变性，致硬板样，脓肿内可见"硫黄颗粒"，HE 染色中央呈均质性，周围有栅栏状短棒样细胞。

（三）诊断

典型临床表现，影像学特殊表现，脓液中找到"硫黄颗粒"，诊断不难。此外还可结合病原学检查和组织病理进一步确诊。

四、防治及处置

（一）全身治疗

大剂量、长病程青霉素治疗对本病有效，肌注或静滴，其他如林可霉素、四环素、氯霉素、链霉素、磺胺类、利福平等亦有一定疗效。多烯类和唑类等抗真菌制剂对本病无效。

（二）局部治疗

所有浅部病灶及窦道脓肿等均应切除或切开引流。

第二十七节　禽结核病

一、病原和危害性

禽结核病是由禽结核分枝杆菌引起的一种慢性传染病，其特征是引起鸡组织器官形成肉芽肿和干酪样钙化结节。

禽结核分枝杆菌属于抗酸菌类，普遍呈杆状，两端钝圆，也可见到棍棒样的、弯曲的和钩形的菌体，形成芽孢和荚膜，无运动力。结核菌为专性需氧菌，对营养要求严格。最适生长温度为 $39 \sim 45℃$，最适 pH 值 $6.8 \sim 7.2$。生长速度缓慢，一般需要 $1 \sim 2$ 周才开始生长，$3 \sim 4$ 周方能旺盛发育。病菌对外界环境的抵抗力很强，在干燥的分泌物中能够数月不死。在土壤和粪便中的病菌能够生存 $7 \sim 12$ 个月，有的试验报告甚至长达 4 年以上。本菌细胞壁中含有大量脂类，对外界因素的抵抗力强，特别对干燥的抵抗力尤为强大；对热、紫外线较敏感，$60℃$ 30min 死亡，对化学消毒药物抵抗力较强，对低浓度的结晶紫和孔雀绿有抵抗力，因此分离本菌时可用 $2\% \sim 4\%$ 的氢氧化钠、3% 的盐酸或 6% 硫酸处理病料，在培养基内加孔雀绿等染料以抑制杂菌生长。

在一般培养基中每分裂 1 代需时 $18 \sim 24h$，营养丰富时只需 5h。

二、流行病学

所有的鸟类都可被分枝杆菌感染，家禽中以鸡最敏感，火鸡、鸭、鹅和鸽子也都可患结核病，但都不严重，其他鸟类（如麻雀、乌鸦、孔雀和猫头鹰等）也曾有结核病的报道，但是一般少见。各品种的不同年龄的家禽都可以感染，因为禽结核病的病程发展缓慢，早期无明显的临床症状，故老龄禽中，特别是淘汰、屠宰的禽中发现多。尽管老龄禽比幼龄者严重，但在幼龄鸡中也可见到严重的开放性结核病，这种小鸡是传播强毒的重要来源。病鸡肺空洞形成，气管和肠道的溃疡性结核病变，可排出大量禽分枝杆菌，是结核病的第一传播来源。排泄物中的分枝杆菌污染周围环境，如土壤、垫草、用具、禽舍以及饲料、水，被健康鸡摄食后，即可发生感染。卵巢和产道的结核病变，也可使鸡蛋带菌，因此，在本病传播上也有一定作用。其他环境条件，如鸡群的饲养管理、密闭式鸡舍、气候、运输工具等也可促进本病的发生和发展。

结核病的传播途径主要是经呼吸道和消化道传播。前者由于病禽咳嗽、喷嚏，将呼吸道分泌物中的分枝杆菌散布于空气，或造成气溶胶，使分枝杆菌在空中飞散而造成空气感染或飞沫传染。后者则是病禽的分泌物、粪便污染饲料或水，被健康禽吃进而引起传染。污染受精蛋可使鸡胚传染。此外还可发生皮肤伤口传染。病禽与其他哺乳动物一起饲养，也可传给其他哺乳动物，如牛、猪、羊等。野禽患病后可把结核病传播给健康家禽。

三、临床症状

人工感染鸡出现可见临床症状，要在2～3周以后，自然感染的鸡，开始感染的时间不好确定，故结核病的潜伏期就不能确定，但多数人认为在2个月以上。

本病的病情发展很慢，早期感染看不到明显的症状。待病情进一步发展，可见到病鸡不活泼、易疲劳、精神沉郁。虽然食欲正常，但病鸡出现明显的进行性的体重减轻。全身肌萎缩，胸肌最明显，胸骨突出，变形如刀，脂肪消失。病鸡羽毛粗糙，蓬松凌乱，鸡冠、肉髯苍白，严重贫血。病鸡的体温正常或偏高。若有肠结核或肠道溃疡病变，可见到粪便稀，或明显的下痢，或时好时坏，长期消瘦，最后衰竭而死。

患有关节炎或骨髓结核的病鸡，可见有跛行，一侧翅膀下垂。肝脏受到侵害时，可见有黄疸。脑膜结核可见有呕吐、兴奋、抑制等神经症状。淋巴结肿大，可用手触摸到。肺结核病时病禽咳嗽、呼吸频率增加。

四、诊断

剖检时，发现典型的结核病变，即可作出初步诊断，进一步确诊须进行实验室诊断。

本病应注意与肿瘤、伤寒、霍乱相鉴别。结核病及重要的特征是在病变组织中可检出大量的抗酸杆菌，而在其他任何已知的禽病中都不出现抗酸杆菌。

五、防治和处置

（一）预防

禽结核分枝杆菌对外界环境因素有很强的抵抗力，其在土壤中可生存并保持毒力达数年之久，一个感染结核病的鸡群即使是被全部淘汰，其场舍也可能成为一个长期的传染源。因此，消灭本病的最根本措施是建立无结核病鸡群。基本方法是：①淘汰感染鸡群，废弃老场舍、老设备，在无结核病的地区建立新鸡舍；②引进无结核病的鸡群，对养禽场新引进的禽类，要重复检疫2～3次，并隔离饲养60d；③检测小母鸡，净化新鸡群，对全部鸡群定期进行结核检疫（可用结核菌素试验及全血凝集试验等方法），以消除传染源；④禁止使用有结核菌污染的饲料，淘汰其他患结核病的动物，消灭传染源；⑤采取严格的管理和消毒措施，限制鸡群运动范围，阻止外来感染源的侵入。

此外，已有报道用疫苗预防接种来预防禽结核病，但目前还未进行临床应用。

（二）治疗

本病一旦发生，通常无治疗价值。但对价值高的珍禽类，可在严格隔离状态下进行药物治疗。可选异烟肼（30mg/kg）、乙二胺二丁醇（30mg/mL）、链霉素等进行联合治疗，可使病禽临床症状减轻。建议疗程为28个月，一般无毒副作用。

第二十八节　牛海绵状脑病

一、病原和危害性

牛海绵状脑病又称疯牛病，是一类侵袭人类及多种动物中枢神经系统的退行性脑病，潜伏期长，100%致死率。其传病因子是一种不含核酸、具有自我复制能力的感染性蛋白质粒——朊病毒，此类病又称为朊病毒病或朊病毒相关疾病。它是牛的一种致死性疾病，同时也是人和动物传染性海绵样脑病中的一种，其特征是以脑组织呈海绵状的蜂窝病变。1986年11月将本病定名为BSE，首次在英国报刊上报道。这种病波及世界很多国家，如法国、爱尔兰、加拿大、丹麦、葡萄牙、瑞士、阿曼和德国。据考察发现，这些国家有的是因为进口英国牛肉引起的。

医学家研究证实，牛患BSE，是痒病传到牛身上所致。痒病是绵羊所患的一种致命的慢性神经性机能病。其实痒病的发生已有两百余年的历史。不过，医学界至今未能找到导致痒病的根源，因此，疯牛病的病原也就难以确定。既不是病毒，也不是细菌，也不是寄生虫，而是一种被称为普里昂的变性蛋白。它对外界环境的抵抗力特强，一般消毒对它无济于事，稳定性极强，能够抵抗常规物理和化学的消毒程序。

第二章　人畜共患病的诊断与治疗

1986年英国发现第一例疯牛病，之后有149位疯牛病患者，120人死亡，约4000人携带疯牛病毒。爱尔兰发现576例疯牛病；西班牙513例。加拿大、美国、波兰、德国、日本相继发现疯牛病患者。全世界确诊有167人死于疯牛病。

牛海绵状脑病的危害性如下。

1. 对畜牧业沉重打击

自1986年英国首次报道疯牛病以来，12年间疯牛达17万头以上，英国政府赔偿费用超过1.35亿英镑；有疯牛病的牛群要全部杀灭，牛及牛肉不能出口，经济损失巨大。疯牛病风云从欧洲扩展到世界各地。美国发现疯牛病后，6个月损失30亿美元。

2. 对人类健康的威胁

疯牛病对人类造成最大灾难，并不仅是经济上的巨大损失，而是证实动物源性的TSE，可突破种属屏障传播给人，而引起变异的克雅氏病（vCJD），此病100%死亡率，目前并没有特效的预防和治疗方法，带来空前的恐慌。此类疾病潜伏期限特别长，传播因子未明，疯牛病究竟能产生多大的影响，很难预计。vCJD病例目前尚不足100例，但护理费平均每人2万英镑（英国卫生部统计），还未包括其他相关费用。

3. 对食品产业的影响

疯牛病感染因子能通过消化道进入人体，食用疯牛病肉是传播给人的重要途径。但人不可能不吃牛肉。由于检测手段所限，牛肉食品的安全问题尤为突出。

英国及欧洲其他国家虽然将几十万头病牛处理焚烧。但此前受感染的牛预计超过100万头，这些亚健康的牛大部分已进入人的食物链，或加工成其他产品（如明胶、油脂、动物饲料等）。牛肉的消费量下滑。以英国为例，1986年牛肉消费约1200万t，1996年为850万t。世界上最大的快餐连锁店"麦当劳"的营业额连年下滑。

4. 对化妆品产业的影响

在化妆品中含有大量的牛源物质：来自牛脑、胎盘、脾脏、胸腺的细胞提取物，广泛用于护肤剂，如抗衰老霜、抗皱霜等；牛源副产品，如胶原蛋白、弹力蛋白、明胶、油脂衍生物等，广泛用于各种面霜、护肤品、口红、眼影、洗浴用品等；原胶添加剂，广泛用于各种化妆品、洗浴用品。化妆品虽然用量少，但每天必用，可能造成积累；而皮肤黏膜小损伤的血性感染、眼睛接触的眼球感染、唇膏舔的消化道感染，理论上仍具有危险性。一些国家和地区禁止来自疯牛疫区生产的化妆品进口。

5. 对医药产业的影响

牛源材料的医药产品临床上广泛应用的有以下3大类。直接的牛源成分：如牛源组织细胞、蛋白、组织提取物、激素类等，制备过程为保持其生物活性，不能进行严格的高温、高压消毒，而这些产品大都通过肌内注射、静脉注射或蛛网膜下腔注射，可能造成感染；牛源材料制备的医疗产品，如外科手术肠线；生产过程使用过牛源产品，包括各种疫苗，生产过程使用牛血清、牛肉浸膏或提取物。疯牛病潜伏期血液可使接种动物发病。

二、流行病学

BSE于1986年最早发现于英国，疾病的平均发病年龄为5岁（28个月至18岁），平均潜伏期为60个月。牛食用了被海绵状脑病（TSE）污染的骨粉饲料引起的。随后由于英国BSE感染牛或肉骨粉的出口，将本病传给其他国家。截至2001年1月，已有英国、爱尔兰、葡萄牙、瑞士、法国、比利时、丹麦、德国、卢森堡、荷兰、西班牙、列支敦士登、意大利、加拿大、日本等15个国家发生过BSE。阿曼等国家仅在进口牛中发生过BSE。

（一）易感动物

易感动物为牛科动物，包括家牛、非洲林羚、大羚羊以及瞪羚、白羚、金牛羚、弯月角羚和美欧野牛等。易感性与品种、性别、遗传等因素无关。发病以 4～6 岁牛多见，2 岁以下的病牛罕见，6 岁以上牛发病率明显减少。奶牛因饲养时间比肉牛长，且肉骨粉用量大而发病率高。家猫、虎、豹、狮等猫科动物也易感。在牛群中呈散发性流行，虽然其发病率和死亡率极低，但致死率却高达 100%。

饲喂含染疫反刍动物肉骨粉的饲料可引发 BSE。BSE 发生流行有以下两个要素：①本国存在大量绵羊且有痒病流行或从国外进口了被 TSE_S（传染性海绵状脑病）污染的动物产品，②用反刍动物肉骨粉喂牛。

人感染后为传统人类克雅氏病（CJD）、变异型克雅氏病（vCJD）、GSS 综合征、库鲁病、致死性家族性失眠症等。人类克雅氏病的传染源是动物，尤其是牛、羊的各种制品，食品、羊胎素等化妆品。

（二）传播途径

1. 消化道感染

食用了被污染的牛、羊肉及其制品，其次为动物脂肪、筋制造的糖果、食品等。

2. 血液途径

使用或接种牛血清、牛肉浸膏生产的疫苗等，用人、动物组织（垂体、胸腺）生产的胸腺肽、生长激素等。

3. 破损的皮肤、黏膜

使用牛、羊组织器官生产化妆品（口红、羊胎素、嫩肤霜等），在屠宰加工牛、羊肉过程中也存在感染的危险。

4. 医源性感染

在疾病诊断、治疗过程中使用被污染的器械、移植的组织器官等。

5. 垂直传播

主要是牛、羊。

三、临床症状

医学家们发现 BSE 的病程一般为 14～90d，潜伏期长达 4～6 年。这种病多发生在 4 岁左右的成年牛身上。其症状不尽相同，多数病牛中枢神经系统出现变化，行为反常，烦躁不安，对声音和触摸，尤其是对头部触摸过分敏感，步态不稳，经常乱踢以至摔倒、抽搐。发病初期无上述症状，后期出现强直性痉挛，粪便坚硬，两耳对称性活动困难，心搏缓慢（平均 50 次 / min），呼吸频率增快，体重下降，极度消瘦，以至死亡。经解剖发现，病牛中枢神经系统的脑灰质部分形成海绵状空泡，脑干灰质两侧呈对称性病变，神经纤维网有中等数量的不连续的卵形和球形空洞，神经细胞肿胀成气球状，细胞质变窄。另外，还有明显的神经细胞变性及坏死。

（一）牛疯牛病

病牛脑组织呈海绵状病变，并出现步态不稳、平衡失调、瘙痒、烦躁不安等症状，通常在 14～90d 死亡。由于种类的不同，疯牛病的潜伏期长短不同，一般在 2～30 年。最初体质变差、体重减轻、产奶量下降，随后神经症状逐步明显。出现运动失调，对触摸或声音过敏，恐惧，性情改变，行为异常、磨牙、狂暴、过度舔鼻子等，此外病牛还可出现局部麻痹、转圈、失明等症状。恐惧、感觉过敏和运动失调是 3 个主要症状。

（二）羊瘙痒病

又称"驴跑病"或"瘙痒病"，是最早发现的海绵状脑病（TSE），流传于欧洲各国，是成年羊的一种传染性中枢神经系统传染病。本病感染性强，潜伏期长、缓慢发展，可垂直传播，可能传播途径包括胎盘间、口、鼻、眼或皮肤，遗传因素也影响羊的敏感性。主要表现为剧痒、肌肉震颤、衰竭、委顿、瘫痪，最后死亡。

（三）猫海绵状脑病（FSE）

1990 年至 1997 年英国报道 77 例，大型猫科（美洲狮 3 例、猎豹 4 例、老虎 1 例、豹猫 2 例）也有记载。

（四）野生反刍动物的海绵状脑病

1996年英国报道，野牛海绵状脑病可垂直传播。

（五）人的克雅氏病

主要发生在50～70岁老人，无性别差异；表现为发病迅速，进展性智力丧失，肌肉痉挛、震颤、强直，偶尔会有癫痫发作，脑部受损，痴呆症状日益严重，80%的病人病情发展迅速，从发病至死亡7～9个月；20%病情发展缓慢，病程可达1.5～2年；发病者罕见，全世界平均每100万人才有1人罹患此疾病，死亡率高。

（六）人类变异型克雅氏病

人若食用了被污染了的牛肉、牛脊髓等，也有可能染上致命的变异型克雅氏病，发病时间平均为14个月，死亡率高。主要发生在18～41岁的人群；早期可表现为健忘或轻度的步态不稳；中期神经功能障碍（共济失调），认知障碍，不自主运动，小便失控和进行性移动不能；后期出现痴呆的症状；患者脑部会出现海绵状空洞，先是表现为焦躁不安，后导致记忆丧失，身体功能失调，最终精神错乱甚至死亡。截至2003年底已有累计至少137人死于新型克雅氏病，其中多数在英国。

四、诊断

根据临床症状只能作出疑似诊断，确诊须进一步做实验室诊断。

（一）实验室诊断

病原检查：目前尚无BSE病原的分离方法。生物学方法即用感染牛或其他动物的脑组织通过非胃肠道途径接种小鼠，是目前检测感染性的唯一方法。但因潜伏期在300d以上，而使该方法无实际诊断意义。

（二）脑组织病理学检查

以病牛脑干的神经元空泡化和海绵状变化的出现为检查依据。在组织切片效果较好时，确诊率高。本法是最可靠的诊断方法，但须在牛死后才能确诊，且检查需要较高的专业水平和丰富的神经病理学观察经验。

（三）免疫组织化学法

检查脑部的迷走神经核群及周围灰质区的特异性 PrP 的蓄积，本法特异性高，成本低。

（四）电镜检查

检测痒病相关纤维蛋白类似物（SAF）。

（五）免疫转印技术

检测新鲜或冷冻脑组织（未经固定）抽提物中特异性 PrP 异构体，本法特异性高，时间短，但成本较高。

（六）样品采集

组织病理学检查，在病畜死后立即取整个大脑以及脑干或延脑，经10%福尔马林盐水固定后送检。

应与以下疾病作鉴别：有机磷农药中毒（有明显的中毒史，发病突然，病情短），低镁血症、神经性酮病（可通过血液生化检查和治疗性诊断确诊）；李氏杆菌感染引起的脑病（病程短，有季节性，冬春多发，脑组织大量单核细胞浸润）；狂犬病（有狂犬咬伤史，病程短、脑组织有内基氏小体）；伪狂犬病（通过抗体检查即可确诊）；脑灰质软化或脑皮质坏死、脑内肿瘤、脑内寄生虫病等（通过脑部大体解剖即可区别）。

五、防治及处置

牛的感染过程通常如下。被疯牛病病原体感染的肉和骨髓制成的饲料被牛食用后，经胃肠消化吸收，经过血液到大脑，破坏大脑，使其失去功能呈海绵状，导致疯牛病。

人类感染通常有以下几个因素。

食用感染了疯牛病的牛肉及其制品也会导致感染，特别是从脊椎剔下的肉（一般德国牛肉香肠都是用这种肉制成）；某些化妆品除了使用植物原料之外，也有使用动物原料的成分，所以化妆品也有可能含有疯牛病病毒（化妆品所采用的牛羊器官或组织成分有：

胎盘素、羊水、胶原蛋白）；而有一些科学家认为"疯牛病"在人类变异成"克雅氏病"的病因，不是因为吃了感染疯牛病的牛肉，而是环境污染直接造成的，认为环境中超标的金属锰含量可能是"疯牛病"和"克雅氏病"的病因。

现在对于疯牛病的处理，还没有有效的治疗办法，只有防范和控制这类病毒在牲畜中的传播。一旦发现有牛感染了疯牛病，只能坚决予以宰杀并进行焚化深埋处理。但也有看法认为，即使染上疯牛病的牛经过焚化处理，但灰烬仍然有疯牛病病毒，把灰烬倒在堆田区，病毒就可能会因此而散播。另外严禁在饲料中添加可能污染致病的动物体成分，严禁从发病国家进口活牛、牛肉及制品、污染的饲料等措施进行控制。

目前，对于这种病毒究竟通过何种方式在牲畜中传播，又是通过何种途径传染给人类，研究得还不清楚。

第二十九节 痘病

一、病原和危害性

痘病是由痘病毒引起的各种家畜、家禽和人类共同的一种急性、热性、接触性传染病。哺乳动物痘病的特征是在皮肤上发生痘疹，禽痘则在皮肤产生增生性和肿瘤样病变。痘病是一种古老的传染病，其中天花病毒引发的人类天花曾造成重大危害。我国于1961年消灭了天花，但动物的痘病还时有发生。痘病中以绵羊痘、猪痘和禽痘最为常见。目前，天花已经灭绝，天花病毒存放在美国等国家的实验室中。

痘病的病原是痘病毒。痘病毒属于痘病毒科脊椎动物痘病毒亚科，与痘病有关的有6个属（正痘病毒属、山羊痘病毒属、禽痘病毒属、兔痘病毒属、猪痘病毒属和副痘病毒属），痘病毒为双股DNA病毒，有囊膜，病毒粒子呈砖形或椭圆形。各种禽痘病毒与哺乳动物痘病毒间不能交叉感染或交叉免疫，但各种属痘间在抗原上极为相似，其他属的同属病毒的各成员之间也存在着许多共同抗原和广泛的交叉中和反应。病毒对低温和干燥的抵抗力较强，对温度敏感，55℃经20min灭活。病毒对直射阳光、碱和消毒剂敏感，常用消毒剂如0.5%福尔马林、0.01%碘溶液数分钟内可将其杀死。

二、绵羊痘

（一）简介

绵羊痘是由绵羊痘病毒引起的，特征是皮肤和黏膜上发生特异性的痘疹，可见斑疹、丘疹、水疱、脓疱和结痂的病理过程。本病被世界动物卫生组织定为A类传染病，我国也将其列入一类动物疫病。

（二）流行病学

不同品种、性别、年龄的绵羊均易感。但细毛羊最易感，羔羊比成年羊易感，病死率也较高。病毒主要经呼吸道感染，也可通过损伤的皮肤、黏膜感染。饲养管理人员、护理用具、毛皮、饲料、垫草和体外寄生虫都可成为本病的传播媒介。多发生于冬末春初。气候恶劣、饲养管理不良等条件都可促进本病的发生。

（三）临床症状

1. 潜伏期

平均为6～8d，冬季较长。病初，病羊体温升高至41～42℃，食欲减少，精神不振，眼睑肿胀，结膜潮红，有浆液性分泌物，鼻腔也有浆液、黏液或脓性分泌物流出，呼吸和脉搏增速。

2. 发痘期

经1～4d后开始发痘，在唇、鼻、颊、眼周围、四肢和尾内侧、乳房和腿内侧最常见。1～2d后红斑凸起，形成丘疹。几天之内变成水疱，继而发展为脓疱。

3. 化脓期

如果无继发感染则在几天内脓疱干缩而结成褐色痂。

4. 结痂期

痂块脱落遗留一个红斑，以后颜色逐渐变淡。病程3～4周。

非典型病例不呈现上述典型临诊痘状或经过，有的仅出现体温升高和呼吸道、眼结膜的卡他性炎症；有的甚至不出现或仅出现少量痘疹，或在局部皮肤上仅出现结节，很快便干燥脱落而不形成水疱和脓疱，呈良性经过。但有些病羊的疮疱内出血，称"黑色痘"；有些皮肤发生化脓和坏疽，形成深的溃疡，发出臭味，称为"臭痘"和"坏疽痘"，呈恶性经过，病死率高达25%～50%。

（四）诊断

典型病例可根据皮肤、黏膜发生特异性痘疹，结合流行特点作出诊断，非典型病例可进行包涵体检查。

（五）防治及处置

平时加强饲养管理，抓好秋膘，冬季注意补饲、防寒。常发地区每年定期用羊痘鸡胚化弱毒苗在尾内侧进行皮内接种，剂量0.5mL，4～6d产生免疫力，免疫期1年。发病后应立即隔离病羊，封锁疫点。对疫区内未发病的羊及受威胁区的羊群进行紧急免疫接种。目前常用的疫苗是绵羊痘鸡胚化弱毒苗，不论羊只大小，一律在尾根皱褶处或尾内侧进行皮内注射0.5mL，注射后4～6d产生可靠的免疫力，免疫期持续1年。

本病尚无特效药。对病羊可注射免疫血清。痘疹可用0.1%高锰酸钾冲洗，擦干后涂碘甘油、1%龙胆紫、硼酸软膏或磺胺软膏等，防止继发感染。

三、山羊痘

山羊痘是由山羊痘病毒引起的，其特征是在皮肤和黏膜上形成痘疹，其症状和病变与绵羊痘相似。我国西北、东北和华北地区呈流行性，少数地区疫情较重。本病被世界动物卫生组织定为A类传染病，我国也将其列入一类动物疫病。目前由于广泛应用我国研制的山羊痘细胞弱毒疫苗，免疫效果确实，以 0.5mL 皮内或 1mL 皮下接种效果很好，已推广应用。结合有力的防控措施，疫情可以得到控制。

四、猪痘

（一）简介

猪痘由两种病毒引起：一是由猪痘病毒引起的猪痘，主要由猪血虱传播，其他昆虫（如蚊、蝇等）也有传播作用，多发生于 4～6 周龄仔猪及断奶仔猪，成年猪有抵抗力。二是由痘苗病毒引起的猪痘，各种年龄的猪均可感染发病，常呈地方流行性。

（二）临床症状

潜伏期 4～7d。病猪体温升高，精神沉郁，食欲不振，眼结膜和鼻黏膜潮红、肿胀，并有分泌物。痘疹主要发生于腹下、股内侧、背部或体侧部皮肤。开始为深红色突出于皮肤表面的硬实结节，以后见不到水疱即转为脓疱，并很快结痂，脱落后遗留白色斑块而痊愈。病程 10～15d，多取良性经过。病死率不高。

（三）诊断

根据病猪典型痘疹，结合流行病学可以作出诊断。区别猪痘由何种病毒引起，可将病料接种家兔，痘苗病毒可在接种部位引起痘疹，而猪痘病毒不感染家兔。必要时可进行病毒的分离鉴定。

（四）防治及处置

加强猪群的饲养管理，搞好卫生，消灭猪血虱和蚊、蝇。对新购入猪隔离观察 1～2 周，防止带入病原。发现病猪要及时隔离治疗，可使用康复猪血清或痊愈猪全血治疗，剥去痘痂，用 0.1% 高锰酸钾溶液洗涤患处，再涂龙胆紫或碘甘油。病猪康复后可获得坚强免疫力。对病猪污染的环境及用具要彻底消毒，垫草焚毁。

五、禽痘

（一）简介

禽痘是由禽痘病毒引起的禽类一种接触性传染病。其特征是在无毛或少毛的皮肤上发生痘疹，或在口腔、咽喉部黏膜形成纤维素性坏死性假膜，又名禽白喉。

（二）流行病学

本病一年四季均可发生，以春秋两季和蚊子活跃的季节最易流行。大中型鸡场流行较为严重。不分性别、年龄和品种，以雏鸡和中雏鸡最易感，常引起大批死亡。其次是火鸡。鸭、鹅也可发病，但症状轻微。主要通过接触传播，也可经损伤的皮肤、黏膜传染。吸血昆虫（如蚊、刺蝇、蚤等）也可传播本病。饲养密度过大，通风不良，体表寄生虫寄生，饲养管理条件差，可使病情加重。如有葡萄球菌病、传染性鼻炎、慢性呼吸道病混合感染，可造成大批死亡。

（三）临床症状

鸡痘潜伏期4～8d。根据发病部位不同，可分为皮肤型、黏膜型及混合型。

1. 皮肤型

在鸡冠、眼睑、喙角、耳球、腿、脚、泄殖腔以及翅内侧形成特异的痘疹，起初为细薄的灰色麸皮样覆盖物，迅速形成结节。结节增大相互融合，形成粗糙、坚硬、凹凸不平的褐色痂块，眼部出现痘疹时致使鸡眼难睁。幼龄鸡精神委顿，食欲减退，体重减轻。蛋鸡产蛋减少或停止。

2. 黏膜型（白喉型）

多发于幼雏和中雏。病初呈鼻炎症状，鼻炎出现后2～3d，口腔、咽喉等处发生痘疹，初为圆形黄色斑点，逐渐扩大融合成一层黄白色的假膜（故称白喉型），随后变厚而成棕色痂块，痂块不易脱落，强行撕脱则引起出血。如痘疹蔓延至喉部，病鸡出现吞咽困难，严重时窒息死亡；如痘疹发生在眼及眶下窦，则眼睑肿胀，结膜上有多量脓性或纤维性渗出物，甚至引起角膜炎而失明。

3. 混合型

皮肤、黏膜均受侵害，发生痘疹。

（四）诊断

皮肤型鸡痘，根据临诊症状可以确诊。黏膜型的鸡痘，可采取病料（痘痂或假膜）做成 1∶5 的悬浮液，通过划破冠、肉髯或皮下注射等途径接种易感鸡，如有痘病毒存在，被接种鸡在 5～7d 出现典型的皮肤痘疹。此外，也可进行包涵体检查或用血清学方法进行诊断。

（五）防治及处置

平时加强饲养管理，做好卫生消毒和定期预防接种工作。我国目前使用鸡痘鹌鹑化弱毒苗，100 倍稀释后，在翅膀内侧无血管三角区内皮下刺种，1 月龄以上鸡刺种 2 针；20 日龄鸡刺种 1 针。200 倍稀释后，6 日龄以上鸡刺种 1 针。引进家禽应隔离观察，确认健康方可混群。发病时应立即隔离病鸡，轻者治疗，重者淘汰。对其他鸡进行紧急免疫接种。尸体深埋或焚烧。污染场所要严格消毒。存在于皮肤病灶中的病毒对外界环境的抵抗力很强，因此隔离的病鸡应在完全康复后 2 个月方可合群。

第三十节　流行性感冒

一、病原和危害性

流行性感冒（简称流感），是由流行性感冒病毒（简称流感病毒）引起的急性高度接触性传染病，传播迅速，呈流行性或大流行性。在人和哺乳动物，此病以发热和伴有急性呼吸道症状特征，在禽类则可有急性败血症、呼吸道感染以至隐性经过等多种临床表现。

流感病毒，分为 A、B、C 三型，分别属于正黏病毒科下设的 A 型流感病毒属、B 型流感病毒属和 C 型流感病毒属。流感病毒粒子呈多形性，为单股 RNA，有囊膜，囊膜上有两种穗状突起（纤突），一种是血凝素（HA），另一种是神经氨酸酶（NA），HA 能凝集马、驴、猪、羊、牛、鸡、鸽、脉鼠和人的红细胞，不凝集兔红细胞。A 型流感病毒的 HA 和 NA 容易变异，已知 HA 有 16 个亚类（$H_1 \sim H_{16}$），NA 有 10 个亚类（$N_1 \sim N_{10}$），它们之间的不同组成，使 A 型流感病毒有许多亚型，各亚型之间无交互免疫力。B 型流感病毒的 HA 和 NA 不易变异，无亚类之分。C 型流感病毒只有一种糖蛋白（HEF），具有血凝性。流感病毒可以发生抗原漂移和抗原转变（重配）。

二、流行病学

（一）易感动物

A 型流感病毒可自然感染猪、马、禽类和人，貂、海豹、鲸等动物也可感染。常突然发生，传播迅速，呈流行性或大流行性。在某些情况下，动物的种间传播是由于 A 型流感病毒发生了遗传重组（变异）所致，但 A 型流感病毒的某些亚型，在无遗传重组的情况下，也可从一种动物传向另一种动物，而病毒的变异，常代替原有的亚型而导致新的流行，这是目前本病流行病学的一个严重问题。B 型流感病毒在自然情况下仅感染人，一般呈散发、暴发或小流行，每数年发生 1 次。C 型流感病毒常感染儿童，多呈散发，偶尔呈暴发，但不流行。我国猪群曾有感染类似于同时期人 C 型流感的报道。

（二）传染源和传播途径

病畜是主要的传染源，康复动物和隐性感染者在一定时间内也可带毒排毒而成为传染源。病原存在于动物鼻液、痰液、口涎等分泌物中，多由飞沫经呼吸道感染。在禽类，病毒可从呼吸道、结膜和粪便中排出，因此，禽类的传播方式，除空气飞沫外，还可能与接触了被病毒污染的物体有关。

（三）季节性

本病多发生于天气骤变的晚秋、早春以及寒冷的冬季。阴雨、潮湿、寒冷、贼风、运输、拥挤、营养不良和内外寄生虫侵袭可促进本病的发生和流行。

本病发病率高而死亡率低，但鸡受到强毒（仅见于A型病毒的H_5和H_7亚型）感染时，则病死率很高。

三、几种动物流感

（一）禽流感（AI）

禽流感是由正黏病毒科、流感病毒属、A型流感引起的禽类感染或疾病综合征，是一种世界范围的禽类疫病。

本病在临床上表现多样：从亚临床感染、中等程度的呼吸系统疾病、产蛋下降到严重的致死性患病，其严重程度取决于病毒的毒力以及被感染动物的种类、日龄和有无并发症等因素。禽流感已被世界动物卫生组织列为A类烈性传染病，1985年我国农业部也将其列为Ⅰ类传染病。

1. 流行病学

家禽中以鸡、火鸡最为易感，鸭、鹅和其他水禽的易感性较低，鸽的自然发病不常见。某些野禽也能感染。病原体主要通过粪便直接或间接传播，也有蛋媒传播的可能性。此外，带毒的候鸟也是主要的传播者。

本病虽无明显季节性，但常以冬春季节多发。

2. 临床症状

（1）高致病性禽流感（HPAI），H_5和H_7中的少数亚型为高致病性的禽流感毒株。

HPAI常以突然死亡和高死亡率为主要特征，常导致感染禽群的全群急性死亡。潜伏期3～5d，体温迅速升高达41.5℃以上，食欲废绝，精神极度沉郁、呆立昏睡，对外界刺激无任何反应。冠与肉髯常水肿、发绀,并有淡色的皮肤坏死区,呼吸高度困难,不断吞咽、甩头、口流黏液;拉黄白、黄绿或绿色稀粪。产蛋大幅度下降或停止。病鸡常于症状出现后数小时内死亡,病死率接近100%。病理变化主要表现为:皮下、浆膜下、黏膜、肌肉及各内脏器官的广泛性出血,尤其是腺胃黏膜可呈点状或片状出血,腺胃与食道交界处、腺胃与肌胃交界处有出血或溃疡。

喉头、气管有不同程度的出血,管腔内有大量黏液或干酪样分泌物。卵巢和卵子充血、出血。输卵管内有多量黏液或干酪样物。整个肠道(尤其是小肠)从浆膜层可看到肠壁有大量黄豆至蚕豆大小的出血斑或坏死灶(枣核样坏死)。盲肠扁桃体肿大、出血、坏死,肝、脾出血。腿部可见充血、出血。脚趾肿胀,伴有淤血性变色。

头面部水肿,并伴有窦炎和肉垂、冠发绀、充血。

(2)低致病力禽流感(LPAI),LPAI通常呈现体温升高,精神沉郁,饮食欲减少,消瘦,母鸡产蛋率下降。呼吸道症状表现不一,如咳嗽、喷嚏、啰音,甚至呼吸困难。病禽流泪,羽毛松乱,身体蜷缩,头和颜面部水肿,皮肤发绀。有的有神经症状。低致病性毒株的病例,主要表现为呼吸道及生殖道内有较多的黏液或干酪样物,输卵管和子宫质地柔软易碎。蛋鸡的卵泡畸形、萎缩,输卵管也可见到渗出物,有的病禽可见纤维素性腹膜炎及卵黄性腹膜炎,或肾脏肿大,有尿酸盐沉积。

(二)猪流感(SI)

潜伏期很短,几小时到数天。

1. 临床症状

突然发病,常全群感染。病猪体温突然升高至41~42℃,食欲减退,甚至废绝,精神极度委顿,肌肉和关节疼痛,常卧地不愿起立或钻卧垫草中,呼吸急促,呈腹式呼吸,夹杂阵发性痉挛性咳嗽。粪便坚硬。眼和鼻流出黏性分泌物。病程较短,如无并发症,多数病猪可于6~7d后康复。发病率高(接近100%),而死亡率低（常不到1%）。

2. 病理变化

主要在呼吸器官。颈部、肺部及纵隔淋巴结明显增大、水肿，呼吸道黏膜充血、肿胀并被覆黏液，有的支气管被渗出物堵塞而使相应的肺组织萎缩。严重的病例有支气管肺炎和胸膜炎病灶、肺水肿、脾肿大。病理变化的严重程度与引起流行的毒株有很大关系。

（三）马流感（EI）

潜伏期为 2～10d，多经 3～4d 后发病。发病的马匹中常有一些症状轻微呈顿挫型经过，或呈隐性感染。

1. 临床症状

典型病例表现发热，体温上升至 39.5℃，呈稽留热。多数病马在发病第 4 天后因继发感染而呈复相热。此时病马精神委顿、食欲不振，呼吸和脉搏增数，而咳嗽是最主要的症状，先为剧烈干咳，逐渐变成湿咬，持续 1～3 周，流涕、流泪，眼睑肿胀。病马在发热期中常表现肌肉震颤，肩部的肌肉最明显。一般多取良性经过，经 3～6d 即恢复正常，几乎无死亡。

2. 病理变化

主要发生在下呼吸道。颌下、颈部及肺门淋巴结肿大，呼吸道有卡他性炎症，肺充血、出血、水肿，有的有肺炎和肺气肿，肠道有卡他性至出血性炎症，心肌变性，肝、肾浑浊肿胀，皮下及腱鞘间常有浆液性炎症。

3. 诊断

根据病的流行特点、临床表现和病理变化可作出初步诊断。但在流行初期或呈散发性发生时，须与类似疾病作区别诊断，如猪流感应与猪肺疫、急性猪气喘病，马流感应与马腺疫、马媾疫、马支气管炎、马动脉炎、马真肺炎、马传贫、马钩端螺旋体病和马焦虫病，禽流感应与鸡新城疫、禽霍乱作区别诊断。

确诊应进行实验室诊断。

a. 病毒分离

以棉拭子采集气管或泄殖腔样品，或以喉头气管组织作为样品，制成10%的悬液，加抗生素并进行低速离心后，尿囊腔接种9～11日龄鸡胚，36～120h致死鸡胚，如果样品中有病毒存在，初次传代后就足以产生红细胞凝集作用。盲传三代仍无血凝作用则作阴性处理。

b. 血凝抑制试验

分离病毒做血凝抑制试验，禽流感抗血清能抑制禽流感病毒的血凝作用，ND抗血清则不能，反之亦然。在病毒分离和鉴定的同时，还要作病原的致病性试验，以确定所分离毒株是强毒株还是非致病株或低致病株（IvPI）。

c. 其他方法

AGP、ELISA、RT-PCR。

四、防治及处置

国外对马流感已研制出疫苗进行预防，国内也有马流感双价（马AⅠ型和马AⅡ型）佐剂苗，第一年注射2次，间隔3个月，以后每年注射1次。有的国家对猪、禽流感也研制出了疫苗，有灭活苗和弱毒活苗两种，其效果正在进行评估。A型流感病毒的亚型众多，而且可能经常发生变异，对猪禽来说，依靠少数几个亚型的疫苗往往不能奏效，因此，一般性的兽医卫生措施仍是目前防治本病的主要手段，必要时可对疫区实行封锁措施。

本病尚无特效治疗药物。一般用解热镇痛等对症疗法以减轻症状和使用抗生素或磺胺类药物以控制继发感染。

（一）猪流感

清洁卫生，清除发病诱因，发病后采取一般隔离措施；中草药预防：板蓝根，大青叶；治疗：解热、镇痛、抗菌。

（二）禽流感

关键是做好预防，消灭禽流感比较困难。严格的生物安全措施和健全的合理制度，防止禽流感病毒的传入；鸡场周围尽量避免饲养水禽；接种 AI 疫苗。组织灭活苗、油乳剂灭活苗、AI 鸡痘病毒重组基因工程疫苗。

一旦发生禽流感疫情，应及时做好扑灭工作：封锁、隔离、消毒、尸体无害处理；紧急接种，建立免疫带；发生 HNI 时，坚决扑杀，未发鸡舍的鸡紧急接种疫苗，严加隔离和消毒，改善饲养管理，适当使用抗生素等药物，防止细菌病发生。

第三十一节 口蹄疫

一、病原和危害性

口蹄疫（FMD），是由口蹄疫病毒引起偶蹄兽的一种顽固的急性、热性、高度接触性传染病，临床特点为口腔黏膜、蹄部和乳房皮肤发生水疱和烂斑，故民间有"口疮""蹄癀""脱靴症"之称，是危害畜牧业最为严重的传染病之一。本病分布世界各地，已列入 WOAH 多种家畜共有常见病和我国法定一类动物疫病名录。

口蹄疫的病原体是小核糖核酸病毒科口蹄疫病毒属的口蹄疫病毒。口蹄疫病毒属于小 RNA 病毒科口蹄疫病毒属。口蹄疫病毒呈球形，没有囊膜，直径大约 30nm。口蹄疫病毒由单股的核糖核酸和蛋白质组成，在病畜的水疱皮内及淋巴液中，口蹄疫病毒的含量是最高的，致病力也很强。

口蹄疫病毒广泛存在于病畜的水疱皮和水疱液中，在发热期，病畜的血液、水疱液、水疱皮、口涎、乳汁、眼泪、尿、粪便等全身各种组织、分泌物及排泄物中都含有一定量的病毒。

口蹄疫病毒对外界环境的抵抗力很强，但高温和阳光易杀死病毒，酸和碱对其作用也较强。口蹄疫病毒对日光和酸碱比较敏感，当日光直射 1h 后病毒就可以死亡，pH 值低于 6.0 或者高于 9 时，口蹄疫病毒能很快被灭活。1%～2%氢氧化钠、1%～2%甲醛溶液、

3%草木灰等消毒剂消毒效果最好。

曾在英国发生的口蹄疫造成直接经济损失90亿英镑；1996年在台湾暴发的口蹄疫，造成直接经济损失136亿新台币和1000亿新台币对外贸易损失，导致台湾农委会委员被撤职，所以口蹄疫又被称为"政治经济病"。

口蹄疫传播迅速，能形成全球大规模流行，严重危害畜牧业的发展。除了动物死亡造成的直接经济损失外，动物在患病期间肉和奶的生产停止、病后肉和奶产量长期减少以及种用价值丧失也可造成较大的经济损失。但最为严重的是由于本病传染性极强，对病畜和怀疑处于潜伏期间的同群动物必须紧急处理，对疫点周围的广大地区必须隔离封锁，禁止动物移动和畜产品调运上市，导致该地区甚至该国家的畜产品进出口贸易停止，造成巨大的经济损失和政治影响。因此，口蹄疫也被看作是经济性和政治性疫病。其危害性主要如下。

（1）FMD易感动物多，33种动物可被感染，偶蹄兽多见。

多数国家牛和水牛是主要感染动物，症状比较明显。山羊、绵羊易感性差，常常成为传染源，症状较轻。猪主要是直接接触或饲喂污染的饲料而感染，近来研究发现存在猪适应的FMDV毒株，感染猪通过呼吸道排出大量病毒，感染其他动物。

（2）毒力强，一头病牛的排毒量可感染100万头牛，1g病猪蹄部水疱皮可使10万头猪感染发病。

（3）传播迅速，流行面广，生产性能下降，防治费用高，发病率100%，成年畜死亡率一般1%～2%，但幼畜高达50%，甚至100%。往往几个省、几大洲甚至全球同时发生。一旦发生FMD，将会引起社会不安。

（4）痊愈病牛将成为带毒者，因此清除疫源地比扑灭FMD更为困难。

（5）不论什么国家遭遇FMD，动物及其产品的流通和贸易都要受到损失和限制。

二、流行病学

本病的流行特点是传染快，流行广，发病率高，在同一时间内，往往牛、羊、猪一起发病。但有时牛、羊发病，猪少发或不发，有时只猪发病，牛羊少发或不发。近些年来，猪发病这一特点比较突出。一般幼畜易感性比老龄畜大，死亡率高。新流行区发病率可达100%，老疫区发病率为50%左右。本病一年四季都可发生，在牧区大多在秋末开始，冬季和早春达到高峰，后减少，夏季平息。农区发病基本相似，以寒冷季节最多发。本病常沿交通线向四周扩散，有一定周期性。

（一）传播源

口蹄疫传染途径多、速度快。发病或处于潜伏期的动物是主要的传染源。病毒可通过空气、灰尘、病畜的水疱、唾液、乳汁、粪便、尿液、精液等分泌物和排泄物，以及被污染的饲料、褥草以及接触过病畜的人员的衣物传播。

病毒能侵害多种动物。在自然流行时，主要发生于偶蹄兽，以黄牛、奶牛最敏感（特别是纯种奶牛），其次为水牛、牦牛、猪（尤其是纯种白猪），再次是羊、骆驼等。野生偶蹄兽也能发病，如黄羊、野牛、野猪、鹿等。近些年来，猪常发生。

病畜及潜伏期的带毒动物是最危险的传染来源，可通过各种分泌物和排泄物排毒，尤其是发病初期排毒量最大，毒力最强。

另外，康复家畜还可带毒，带毒期长短不一。曾有人报道，病牛有50%可带毒4～5个月，甚至康复1年后的牛羊运到非疫区仍可引起本病暴发。

（二）分型

FMDV有7个主型，分别是：O型、A型、C型、南非1型、南非2型、南非3型和亚洲1型，病毒容易发生变异，在这7个主型之下，至少还可以分出83个型，口蹄疫的不同型之间没有交叉免疫保护性，并且同型口蹄疫的亚型之间也只有部分的交叉免疫保护性。

（三）易感类群

最易感染的动物是黄牛、水牛、猪、骆驼、羊、鹿等及黄羊、麝、野猪、野牛等野生动物。牛最易感，羊的感染率低，在亚洲、非洲和中东以及南美均有流行，在非流行区也有散发病例。

（四）传播途径

主要是消化道，常通过污染的饲料及饮水侵入体内，亦可经损伤的黏膜（口、鼻、眼、乳腺）和皮肤感染；最近证明本病亦可通过呼吸道吸入污染的空气而感染；牲畜和畜产品的调运，是重要的扩散原因；被污染的饲料、饮水、泔水、饲管用具、车船、放牧地，野生动物、鼠、狗、鸟类及人都是重要的传播媒介；病毒能随风刮散，也是一种重要的传播媒介。由于上述媒介的移动，常是本病广泛流行和远距离的跳跃式发生的重要原因。

三、临床症状

高热、口和蹄有水疱和烂斑。潜伏期 3～6d，长达 1 周左右。突然发病、高烧，伴有寒战，体温可达 39℃。口腔干热有烧灼感，唇、齿龈、咽部黏膜充血潮红，继之发生水疱。3～5d 水疱液被吸收而变干燥，覆盖的皮肤随之脱落，暴露出新鲜未角化的红色真皮层。

（一）牛

体温为 40～41℃，乳牛产乳量下降。蹄部趾间、蹄冠等部出现水疱，病牛不愿站立或行走，跛行。水疱破溃出现糜烂、化脓和坏死，严重时可使蹄匣脱落，俗称"脱靴"。乳头皮肤亦可发生水疱和糜烂。乳房上口蹄疫病变见于纯种牛，黄牛较少发生。乳房一旦患口蹄疫病导致乳房炎，泌乳大大减少，有时损失高达 75%，甚至泌乳停止。

（二）绵羊

感染率低，主要侵害蹄部，出现跛行；山羊多见于口腔，水疱发生于硬腭和舌面，羔羊有时有出血性胃肠炎，常因心肌炎而死亡。

（三）猪

主要症状表现在蹄部。病初体温升高至 40～41.5℃，精神不振，食欲减少。在蹄冠、蹄叉和蹄踵部皮肤出现局部红热斑块，不久形成水疱，内有灰白色或灰黄色液体。开始时水疱有米粒或绿豆大小，后约达蚕豆大。水疱破溃后，形成出血的暗红色糜烂面，随后结痂而愈。蹄部刚出现水疱时跛行不明显，当人们看出明显跛行，水疱多已破溃。当蹄部有继发感染时，严重者病猪蹄壳可发生脱落。

病猪鼻盘、齿龈、舌、腭部等也可出现水疱，破溃后露出浅的溃疡面，不久可愈合。少数病例，母猪的乳房、乳头皮肤发生水疱。

一般来说，猪多呈良性经过，死亡较少。仔猪发病重，主要发生急性胃肠炎，剧烈拉稀，迅速脱水死亡。有些仔猪表现为高热，萎靡，心跳和呼吸加快，痉挛嚎叫，心肌麻痹而死。剖检时可见心肌炎变化。仔猪死亡率可达60%以上。

四、诊断

猪口蹄疫、猪水疱病、猪水疱性口炎和水疱性疹4种病要区别诊断。

（一）病原鉴定

疑为口蹄疫时，应立即采取病料送指定的实验室鉴定病原型，以能及时使用同型疫苗对未发病动物进行预防。

1. 送检病料

常采取牛舌面或猪蹄部水疱皮或水疱液。水疱皮最好多采几头病畜，数量在10g左右，要新鲜成熟，未破裂无异味的致密组织，不要破裂、溃疡、易碎、腐败的水疱皮。采取水疱皮时，应尽量防止污染。水疱皮放入盛有50%甘油生理盐水的消毒瓶中，瓶口用蜡封固。水疱液用消毒过的注射器抽取，装于消毒试管或小瓶内，亦须用蜡封固。也可采取病后 20～60d 的恢复血清送检。送检病料均须用冰瓶保存送往，并附有疫病发生的说明书。

2. 病毒分离

采集的病料接种敏感的细胞培养系，进行细胞培养分离，48h 后检查致细胞病变效应（CPE），如果没有 CPE 出现。细胞培养物应冻融，再接种到新鲜细胞培养物，培养 48h 检查 CPE，也可用未断奶乳鼠代替细胞培养，但必须是 27d 的纯系小鼠。某些野毒在适应小鼠前需要连传数代。

3. 病毒中和试验（国际贸易指定方法）

在平底组织培养板中，用 IB-RS-2、BHK-21、羔羊或猪肾细胞作 FMD 抗体定量微量中和试验。试验前，血清于 56℃灭活 30min。标准对照血清是 21d 的康复血清，最合适的培养基是加抗生素的 Eagle's 完全培养基或加有抗生素的 LYH 培养基（含酵母水解物和乳白蛋白的 Hanks 平衡盐溶液）。

（二）免疫学方法

1. 固相竞争酶联免疫吸附试验（国际贸易指定试验）

使用 FMD 病毒 7 个血清 146s 抗原的兔抗血清作为捕获抗体，用乙烯亚胺火活细胞增殖的病毒制备抗原。固相竞争 ELISA 比液相阻断 ELISA 更特异。

2. 液相阻断酶联免疫吸附试验

抗原为生长于单层 BHK-21 细胞的选定血清型的 FMD 病毒。用未提纯上清，作 2 倍系列稀释进行滴定，但血清不作 2 倍系列稀释。加入等量稀释液后，将滴定曲线线性区的上端光密度值所对应的稀释度作为确定的最终稀释浓度。以含 0.05% 吐温 -20 和酚红指示剂的 PBS 作为稀释液。

3. 非结构蛋白抗体试验

对重组表达 FMD 病毒的非结构蛋白抗体可用 ELISA 或免疫印迹法检测，几种间接 ELISA 方法在一些实验室已证明是敏感、特异、可靠的。

4. ELISA

该方法是FAO的世界FMD参考实验室（WRL）检测FMD病毒抗原和鉴定病毒血清型的优选方法。目前，国内基本采用的是固相竞争酶联免疫吸附试验和液相阻断酶联免疫吸附试验。

五、防治及处置

（一）平时的预防措施

（1）不从有病地区（或国家）购进动物或产品，来自无病地区的动物及其产品，也应进行检疫。口蹄疫常发地区，要定期进行预防接种。

（2）对家畜加强检疫工作，特别要重视集市、收购、屠宰等环节的检疫工作。对常发地区要定期注射口蹄疫疫苗。在我国边境地区，要对易感动物进行预防注射，建立免疫地带。国内一些地区要加强联防工作。

（二）发生口蹄疫时的紧急扑灭措施

1. 上报疫情，及时确诊

若有疑似口蹄疫发生时，应立即向上级有关部门报告疫情，并通知邻近场、乡，加强防疫。同时必须迅速采取病料送往专门机构检验，鉴定毒型，确定毒型对预防注射有重要作用。还须采取综合的紧急措施，就地消灭。

2. 划定疫区，严格封锁，坚决贯彻各项封锁措施

在最后一头病畜痊愈后半个月进行一次大消毒，然后解除封锁。

3. 隔离和治疗病畜

本病一般经过10余天大多能自愈，但为促进病畜早日痊愈，缩短病程，特别是防止继发感染和死亡，在严格隔离的条件下，在加强护理的同时，及时给予对症治疗，一般均可治愈，尤其要加强对幼畜的治疗。被病畜污染的场所和用具，要随时进行消毒。病畜的粪便、残剩饲料和垫草，应用生物热消毒（不得少于30d）无害后利用。病畜放牧过的草地，夏季经1个月，春秋经两个月后，才准健畜放牧。

4. 疫区和威胁区普遍进行预防注射，提高易感家畜对口蹄疫的特异性抵抗力，是综合防控措施最重要的环节

当发生口蹄疫时，应马上用与当地发生毒型相同的兔化或鼠化弱毒疫苗，对病群中的牛、羊、骆驼和鹿进行注射（见说明书）。对猪用灭活苗注射，体重10～25kg肌内注射2mL，25kg以上注射3mL，免疫期6个月。

5. 消毒

疫点严格消毒，粪便堆积发酵处理；畜舍、场地和用具以1%～2%烧碱液、10%石灰乳或1%～2%福尔马林喷洒消毒；毛、皮张用环氧乙烷、溴化甲烷或甲醛气体消毒；肉品以2%乳酸或自然熟化产酸处理。

6. 治疗

消炎药、收敛药及防腐软膏；恶性口蹄疫病畜除局部治疗外，可用强心剂和补剂。

第三十二节　肾综合征出血热

一、病原和危害性

肾综合征出血热（HFRS），是由汉坦病毒（Hantavirus，HV）引起的自然疫源性疾病，以鼠为主要传染源，临床上以肾功能损害为特征，可通过多种途径传播，病死率较高。1982年，世界卫生组织（WHO）统一命名为"肾综合征出血热"。HFRS广泛分布于亚洲、欧洲等许多国家，如朝鲜、韩国、日本等国。我国是HFRS发病大国，累计报告病例140余万例，占同期世界总病例数90%以上，死亡约4.5万人。近年HFRS的发病率和病死率明显下降。

根据 HV 血清学和基因组信息，HV 可分为近 30 种血清型／基因型。目前已明确 HTNV、SEOV、DOBV、THAIV 及 PUUV 为 HFRS 的病原，在亚洲、欧洲、美洲已证实有 HV 分布。

本病毒对脂溶剂去氧胆酸钠等常用消毒剂和戊二醛敏感，能灭活病毒。病毒在酸性环境中比较敏感，pH 值 5.0 以下即被灭活；对温度有一定抵抗，56～60℃ 1h，100℃ 1min 或紫外线照射，可使病毒迅速灭活。

二、流行病学

（一）传播源

在本病流行季节、流行地区发病，或患者于发病前 2 个月内有疫区居住或逗留史。

患者有与鼠类等宿主动物及其排泄物直接或间接接触史，或食用过鼠类污染的食物，或有接触实验动物史。

宿主动物和传染源：约有 170 多种脊椎动物自然感染汉坦病毒属病毒。我国发现 53 种动物携带本病毒，主要有啮齿类：黑线姬鼠、大林姬鼠、褐家鼠等；也包括猫、猪、狗、家兔等。在中国主要宿主动物和传染源是：黑线姬鼠和褐家鼠，林区是大林姬鼠。人不是主要传染源。

（二）传播途径

接触传播：被鼠咬伤或破损伤口接触带毒的鼠类血液和排泄物。

呼吸道：鼠类携带病毒的排泄物（如尿、粪、唾液等）污染尘埃后形成的气溶胶，能通过呼吸道而感染人。

消化道：进食被鼠类携带病毒的排泄物所污染的食物，可经口腔和胃肠黏膜感染。

虫媒传播：寄生于鼠类身上的革螨、恙螨具有传播作用。

垂直传播：孕妇感染后，病毒可经胎盘感染胎儿。

(三)易感类群

人群普遍易感。感染后仅小部分人发病,大部分人群处于隐性感染状态。病后可获得稳固而持久的免疫,极少见到二次感染发病的报告。人群隐性感染率 2.5%～4.3%。

(四)流行特征

地区性:目前世界上 32 个国家有疫情发生,中国疫情最重,占世界报告总数的 90.94%,亚洲 92.68%,其次俄罗斯、韩国、芬兰。主要有姬鼠型、家鼠型。

季节性:一年四季均可发病,但有明显高峰季节。其中黑线姬鼠以 11 月至次年 1 月为高峰,5—7 月为小高峰;家鼠 3—5 月为高峰,林区姬鼠高峰在夏季。

三、临床症状

临床上以发热、休克、充血出血和急性肾功能衰竭为主要表现。典型病例可有 5 期经过,即发热期、低血压期、少尿期、多尿期和恢复期。多数患者具有发热期、多尿期及恢复期。重症病例可有病期重叠现象,即发热期、低血压期和少尿期相互重叠。

本病整个病程 1～2 个月,按病情轻重可分为 4 型:轻型、中型体温 39·40℃,中毒症状较重,有球结膜水肿,皮肤黏膜出血现象明显,病程中有轻型、重型和危重型。

四、诊断

(一)病毒分离

1. 血清分离法

无菌操作将待分离血清、血块(用细胞培养基研磨成 5% 的悬液)或新采集的全血标本 0.5mL 接种单层的细胞培养瓶中,吸附、洗涤、孵箱培养,每天观察细胞形态及细胞病变。20d 后刮取少量细胞作涂片,进行特异性免疫荧光检测,无论检测结果阴性、阳性均应继续传代培养。每 10d 传代 1 次,培养 3 代后,经免疫荧光法检测均为阴性者，可判为病毒分离阴性；如检测到特异性免疫荧光，应将所得毒株分装后冻存，以待鉴定。

可选择以下试验鉴定：①用病毒标准株的抗血清或特异性单克隆抗体做免疫荧光试验；②用标准病毒株抗血清或单克隆抗体做中和试验；③用病毒标准株免疫血清和新分离病毒的免疫血清做交叉阻断试验；④用酶联免疫吸附试验检测病毒抗原；⑤用反向间接血凝试验（RPHA）检验病毒抗原；⑥用呼肠孤病毒Ⅰ—Ⅲ型高免疫血清与待鉴定的分离病毒做间接免疫荧光试验或阻断试验，以排除呼肠孤病毒污染；⑦测定分离株的核酸序列，并分析其与各型 HV 的同源性。

2. 白细胞分离法

提取白细胞，接种细胞单层后培养、传代、鉴定同患者血清分离法。

（二）检测病毒特异性抗体

1. ELISA 夹心法

利用葡萄球菌 A 菌蛋白与 IgG 抗体 Fc 段有特殊亲和反应的原理，制备 ELISA 系统。一般检测双份血清 IgG 抗体，抗体滴度恢复期比急性期有 4 倍以上升高，可确诊为新近感染；单份血清检测只能作血清流行病学调查，抗体阳性表明其既往感染过 HFRSV。

2. ELISA 捕捉法

以抗人 u 链抗体吸附于固相载体，然后依次加待检血清标本和 HFRSV 特异性抗原，作用后若待检血清标本有抗本病毒的特异性 IgM 抗体，则形成抗人 u 链 -IgM-HFRSV 抗原复合物，若待检血清标本中不存在特异性 IgM 抗体，HFRSV 抗原就无法与固相载体相结合而被洗脱掉。IgM 抗体阳性表示患者新近感染过本病毒。

3. RPHI

在 V 型血凝板内将待检血清系列稀释，每孔分别加入定量病毒特异性抗原，充分混合后作用一段时间，然后向反应系统加入用 HFRSV 特异性单克隆抗体致敏的绵羊红细胞。如检测标本中存在特异性抗体,作用一定时间后,抗原与抗体结合,抗原的位点被占据,绵羊红细胞的抗体无法与抗原结合,受重力作用沉降于孔底,然后沿孔底坡度下滑,血球堆积成光滑的小圆点;若标本中无特异性抗体,加入的抗原与绵羊红细胞上的抗体结合,红细胞呈网状均匀铺布于孔底。

4. 间接免疫荧光法

将 HFRSV 感染的细胞或组织切片固定于载玻片上,当待检血清标本与载玻片上的固定细胞接触后,如存在特异性抗体就会形成抗原-抗体复合物,再加入用荧光素标记的抗人免疫球蛋白抗体作用,形成抗原-抗体-荧光标记抗体的复合物,后者用荧光显微镜检测时,发出淡绿色的荧光。被检细胞的胞膜或胞质中如可见到细沙状或点状或团块状淡绿色荧光时,可判为阳性。

(三)检测抗原

将待检标本(动物组织切片、涂片,组织培养的细胞)固定于载玻片,用标记有荧光素的抗体染待检标本,如标本中存在特异性抗原,荧光抗体就可结合于细胞膜,在荧光镜下检测时,可产生特异性荧光。

(四)检测特异性核酸

1. 核酸探针杂交法

HFRS 患者外周血白细胞携带有病毒,白细胞杂交检测阳性者可以确诊为 HFRS。

2. 反转录聚合酶链式反应(RT-PCR)

根据各型汉坦病毒 M 节段 G1、G2 区或 S 节段核酸序列设计通用引物和(或)型特异性引物,建立 RT-PCR,且有一定的分型能力。

五、防治及处置

做好人间疫情监测;做好鼠间疫情监测;积极灭鼠、防鼠是预防本病的关键措施;加强灭螨、防螨力度。

第三十三节 登革热

一、病原和危害性

登革热（DF），是由登革病毒（DENV）引起的虫媒传染病，1779年印度尼西亚雅加达首先记述有DF流行，1780年美国费城以北发生DF流行，至今已有200多年的历史。DF目前未列入WOAH名录，在我国被列入乙类传染病。

DENV属黄病毒科黄病毒属，流行病学分类属B组虫媒病毒。登革病毒有4个血清型：$DENV_1$、$DENV_2$、$DENV_3$及$DENV_4$型。

DENV呈球形，直径45～55nm，成熟病毒颗粒外层为脂蛋白组成的包膜，其核心为20面体对称结构的核衣壳，包膜外表面突起，突起末端膨大为直径2nm的球状物。

病毒颗粒的感染性在pH值7～9稳定，在-70℃或冷冻干燥后4℃至少可存活8年。病毒对脂溶剂如乙醚、离子型和非离子型去污剂、脂酶、0.65%甲醛及多种蛋白水解酶等敏感，紫外线照射，X射线辐射或56℃加热30min，可灭活病毒。

二、流行病学

国内通常沿交通路线传播，国与国之间首先在港口岸和机场城市流行，在人群密集的学校和部队最易流行，无免疫力的外地人易感。

（一）传染源

人和非人灵长类动物是登革病毒感染的自然宿主。在城市型疫源地，病人和隐性感染者是本病的主要传染源，蚊虫叮咬患者再叮咬正常人，可形成非丛林区人－蚊－人循环。猴类是丛林型疫源地的主要传染源和宿主，形成猴－蚊－猴循环，当人进入疫源地可能会受到感染。

（二）分型

登革病毒有 4 种血清型，其原始型及标准株为：登革病毒Ⅰ型 Hawaii 株、登革病毒Ⅱ型 New guinea-C 株、登革病毒Ⅲ型 87 株及登革病毒Ⅳ型 H241 株。目前，登革Ⅰ—Ⅳ型病毒基因组 RNA 的核苷酸序列已经确定，型内核苷酸变异约 10%，型间核苷酸变异在 30% 左右。

（三）易感类群

人对本病普遍易感，病后可获得同株型病毒的持久免疫力，持续 1～4 年，但对异型病毒仅有短暂免疫。DF 在各年龄段均可发病，但不同地区稍有差异。性别分布无明显差异，而危害较大的登革出血热（DHF）则多见于儿童，敏感年龄为 8～10 岁。猴类是丛林登革病毒的贮存宿主，恒河猴、长臂猿、黑猩猩和狒狒均可被登革病毒感染并产生免疫应答，但无临床症状。

三、临床症状

人体感染登革病毒后可表现随性感染，一般发热，高热，淋巴结肿大，肌肉酸痛，骨关节疼痛，头痛，斑丘疹并表现为典型登革热、登革出血热（DHF）和登革休克综合征（DSS）。若再次感染，少数患者发展成严重的登革出血热（DHF）和登革休克综合征（DSS），死亡率达 5%～10%。

（一）登革热

DF 是登革病毒感染引起疾病中症状最轻微的一种，临床表现为发热、头痛、肌关节痛、淋巴结肿大、白细胞减少及皮疹等。

（二）登革出血热

DHF 多数病例与登革病毒的继发感染有关，一般感染Ⅰ型、Ⅱ型、Ⅲ型及Ⅳ型病毒后，继发Ⅱ型病毒的感染造成 DHF。患者突然发热，部分患者体温高达 40～41℃，伴面色潮红等类似 DF 的非特异性症候群。

（三）登革休克综合征

DSS 是登革病毒感染最严重的表现，在出现 DHF 症候群 2～4d 之后，病情突然恶化，表现有体温突然下降到正常，皮肤发冷，有斑丘疹和充血，口唇青紫、脉速、烦躁不安或昏迷等循环衰竭体征。随即进入休克期，如治疗不及时，患者有死亡危险，如采取及时有效的抗休克治疗，患者可迅速恢复。

四、诊断

（一）病毒分离

采集患者血清样本，死亡患者可采肝、脾及淋巴结样本进行病毒分离，可通过敏感蚊虫（幼虫或成虫）接种、细胞接种及乳鼠脑内接种等。

选用白纹伊蚊或埃及伊蚊，胸腔接种病毒，取蚊脑及唾液腺压碎涂片通过免疫荧光技术检测或通过核酸技术检测；选用白纹伊蚊 C6/C36 或 Vero、LLC-MK2、BHK21 细胞等，当有细胞感染时，出现细胞病变，如无明显病变可盲传三代，选 1～3 日龄乳鼠脑内接种，饲养观察 21d，每日观察，发病乳鼠可出现典型神经系统症状，如震颤、弓背、不安、嗜睡及瘫痪等，提示可能有病毒繁殖。未发病则盲传三代。

对分离的病毒可用单克隆抗体免疫荧光、血凝抑制试验、中和试验进行鉴定，或采用核酸检测技术进行检测。

（二）血清免疫学方法

1. HI

登革病毒具有血凝活性，能够凝集鹅、雏鸡及绵羊的红细胞，产生凝集现象，但这种现象可被抗本病毒的血清或抗体抑制，即血凝抑制试验。抗原可用登革病毒感染的乳鼠脑制备，试验观察患者血清是否能够特异性抑制登革病毒的血凝反应。利用 HI 进行登革病毒诊断是国内外实验室诊断 DF 的基础方法，但易出现非特异性反应，易与其他黄病毒属病毒产生交叉反应而出现假阳性。

2. NT

NT 可进行病毒的鉴定和特异诊断,可实现定量,但需要敏感动物和敏感细胞,操作复杂、费时,在临床诊断和流行病学调查中的应用受到限制。

3. IF 法

IF 法分直接法和间接法,通过间接免疫荧光试验可检测血清中特异性抗体 IgG 和 IgM。IgM 阳性为近期感染登革病毒。IgG 阳性表示近期感染登革病毒或近几年曾感染登革病毒。恢复期抗体滴度是急性期的 4 倍及以上则可确诊。

4. ELISA

目前广泛应用于登革病毒的早期诊断、流行病学调查、血清型别分析、单克隆抗体的筛选等。

5. 免疫斑点试验(DIBA)

检测待测血清中的特异性抗体 IgG。

(三)核酸检测

既可对 4 个血清型的登革病毒进行通用检测,又可对每一血清型进行鉴定。

第三十四节 黄热病

一、病原和危害性

黄热病(YF),是由黄热病毒(YFV)引起,经蚊媒传播的急性传染病,重症感染者若不经治疗,死亡率可高达 50%。最早有记录的 YF 发生于 1647 年,巴巴多斯的加勒比岛。YF 主要在中南美洲和非洲的热带地区流行,《国际卫生条例(2005)》规定的 3 种检疫性传染病之一,目前未列入 WOAH 名录,在我国被列入其他传染病。

YFV 属黄病毒科黄病毒属,该属病毒约有 70 种,与同属的登革病毒等有交叉免疫反应。

YFV呈球形颗粒，直径40～60nm，由核衣壳和围绕核衣壳的脂双层囊膜组成。

核心颗粒呈卷曲状，核壳为立体20面对称体，表面有刺突，刺突呈放射状排列、钉状间隔或非对称性的环状排列。

YFV在室温下极不稳定，不耐热，60℃10min可灭活。易被常规消毒剂、乙醚、氯仿、去氧胆酸钠等迅速灭活。毒种低温（-70℃）保存10年后仍有感染性。最佳保存条件为真空冻干4℃保存。

二、流行病学

（一）传播源

YF患者和隐性感染者是城市型YF的主要传染源，猴和其他灵长类动物是丛林型YF的主要传染源。

（二）易感类群

人类对YFV普遍易感，无年龄、种族及性别差异。人感染YFV后，只有5%～10%的人发病，但均可获得持久的免疫力，故YF发病率与人群免疫水平有关。

多数动物对黄热病毒易感，感染后是否发病及死亡，则与动物种属、接种途径及病毒株别有关。恒河猴对黄热病毒最为易感。

三、临床症状

黄热病临床差异较大，感染病毒后，仅5%～20%出现临床症状，多数患者病情较轻，预后良好，仅10%～20%为重症，其中40%～50%重症患者若不经治疗，会死于本病，典型的临床症状分为5期：潜伏期、侵入期、缓解期、中毒期、恢复期。本病总死亡率2%～20%，早期出现黄疸、严重蛋白尿或无尿，低血压休克、顽固呃逆、严重出血或惊厥、昏迷者预后差。恢复期患者尽管损伤广泛，但仍能完全康复，且可获得持久免疫力。

四、诊断

（一）病毒分离

发病后 5d 内患者血液或死亡病例的组织标本可用于病毒分离，部分病例迟至 14d 病程血清中仍可检出病毒。疑似病人血清脑内接种乳鼠（1～2 日龄），数日后小鼠死于脑炎。胸内接种巨蚊、埃及伊蚊、白纹伊蚊及假鳞斑伊蚊，亦可接种传代 C_6/C_{36}、MOS61、伪盾伊蚊 Ap61 及 Vero、LLC-MK2 等，观察病变过程，可通过免疫荧光、补体结合或中和试验进行鉴定。病毒在 Vero 和 AP61 细胞传代培养中可形成明确的细胞病变和空斑。

（二）血清学检测

1. 抗原测定

ELISA 法检测血清中病毒抗原或 IgM 抗原复合物，具有较好的特异性和敏感性，有助于早期诊断。

2. 抗体检测

IgM 抗体、血凝抑制抗体、免疫荧光抗体及中和抗体在发病后 5～7d 出现。HI 主要检出群反应抗体，NT 抗体可持续多年，通常终生。CF 抗体在发病 2 周后出现，3～4 周达到高峰，之后下降，9～10 个月降至低水平。

IgM 捕获 ELISA 是黄病毒感染的首选血清学试验。患者发病 4d 可产生 IgM 抗体，7～14d 达到高峰，一般 60d 左右消失。单份血清 IgM 阳性是最易感染的假定论据，双份血清检查抗体滴度下降有诊断意义。

（三）核酸检测

核酸检测技术可快速检测样品中黄热病毒 RNA，具有特异性强、敏感性高等特点，可用于早期诊断。包括 RT-PCR、实时荧光 RT-PCR、环介导等温扩增技术（LAMP）及重组酶介导扩增技术（RPA）等，其中 RT-PCR、实时荧光 RT-PCR 较常见。

第三十五节　基孔肯雅热

一、病原和危害性

基孔肯雅热（CHIKF）又称"曲屈热"，是由基孔肯雅病毒（CHIKV）引起的人畜共患自然疫源性疾病。1952年，基孔肯雅热首次暴发于坦桑尼亚南部拉瓦拉州。CHIKV可大量培养，经气溶胶释放，为重要失能性生物战剂之一，具有重要的军事医学意义。基孔肯雅热目前未列入WOAH名录，在我国被列入其他传染病。

CHIKV属披膜病毒科甲病毒属西门利克森林病毒复合群（SFV复合群），为甲组虫媒病毒。

CHIKV在外界环境中比较稳定，对乙醚、干扰素、70%乙醇、1%次氯酸钠、脂溶剂等敏感。不耐酸、不耐热，加热58℃以上可被灭活。

二、流行病学

（一）传染源

在城市型疫源地，病毒主要是以人-蚊-人的方式循环，患者是主要传染源。在丛林型疫源地，病毒以非灵长类-蚊-非灵长类的方式循环，受感染的灵长类及野生动物、家畜为主要传染源。

（二）易感人群

人群对CHIKV普遍易感，无年龄和性别差异。感染本病后可产生免疫，可通过隐性感染获得免疫，故在地方性流行区，以儿童发病居多，如本病在坦桑尼亚流行时，儿童发病率为83%。多种非人灵长类、啮齿类及家畜对本病毒有不同程度的易感性，接种后可发病或产生病毒血症。

三、临床症状

本病潜伏期 3～12d，起病急骤，无前驱症状，可出现发热、头痛、结膜炎、淋巴结肿大，一个或多个关节疼痛，部分患者因关节剧烈疼痛在数分钟或数小时内失去活动能力，关节局部无炎症。发热时，呈双峰型，体温迅速上升 38～41℃，偶有寒战，体温持续 1～6d。以后多数病人体温降至正常，1～3d 后二次发热，突出表现为异常剧烈的关节痛，关节局部无炎症。

四、诊断

（一）病毒分离

采集患者早期血液样本（发病 3d 内）做病毒分离。可接种于地鼠肾细胞、恒河猴肾单层细胞、C_6/C_{36} 细胞、白蚊伊蚊细胞系和 Hela 等细胞中培养，每日观察细胞病变情况，可继续接种 1～3 日龄乳小白鼠，观察发病情况并取脑组织进行鉴定，也可直接通过核酸检测技术进行鉴定。

乳鼠接种，选 1～3 日龄乳鼠脑内接种，原代乳鼠在接种 2～5d 死亡，取脑组织继续传代培养，发病规律后进行病毒鉴定。接种 1～3d 出现死亡可视为非特异性死亡，3～7d 为乳鼠发病期，饲养观察 21d，每日观察乳鼠的发育、活动力、食欲及粪便等情况。发病乳鼠可出现典型神经系统症状，如震颤、弓背、不安、嗜睡及瘫痪等，提示可能有病毒繁殖。未发病则盲传三代。

可采用单克隆抗体免疫荧光试验、中和试验及核酸检测等对分离病毒进行鉴定。

（二）血清学诊断

1. 血凝抑制试验

在 CHIKV 的流行病学调查中广泛使用。用于患者的诊断时需要双份血清，急性期和恢复期抗体血清 4 倍以上增长时，具有诊断价值。

2. 中和试验

该法特异性高，可与同群的其他病毒进行鉴别。

3. IgM 抗体检测

患者出现症状 4～5d 后，血清中可检测出特异性 IgM 抗体，较高水平维持 2～3 个月，可用免疫荧光、捕捉 ELISA 等方法进行检测，但 CHIKV 的 IgM 抗体与其他病毒存在交叉反应。

（三）核酸检测

用于病毒的快速鉴定。

第三十六节　森林脑炎

一、病原和为害性

森林脑炎，又称蜱传脑炎（TBE），是由森林脑炎病毒引起的自然疫源性疾病，蜱是其主要传播媒介。森林脑炎病毒属于黄病毒科黄病毒属。该属病毒有 73 种，其中 34 种经蚊虫传播，17 种经蜱传播，其余传播媒介不明确。

二、流行病学

（一）宿主与传染源

许多脊椎动物和小型啮齿动物都是蜱的寄生宿主。一般来说，小型哺乳动物是幼蜱和若蜱的吸血对象，大型哺乳动物是成蜱的吸血对象。鸟类是蜱最活跃的宿主，病毒携带率很高。

（二）分型

森林脑炎分远东型和中欧型。1999 年，Ecker M 等发现了一个新的分支，即西伯利亚型，各型的异源性在 3.6%～5.6%。远东型森林脑炎症状较重，约 1/3 患者死亡，1/3 患者留有颈肌或上肢肌肉麻痹后遗症，完全治愈者占 1/3。中欧型森林脑炎症状较轻，病死率只有 5% 左右。

（三）易感人群

人对森林脑炎病毒敏感，森林作业者及与森林有关人员发病危险性最高。但5年来休闲和旅游人群的感染率呈上升趋势。

三、临床症状

临床表现主要分为潜伏期和急性期。潜伏期一般发病急骤，无任何前驱症状；急性期主要表现为高热、头痛、呕吐和不同程度的肌肉瘫痪。重型病人一般3d内出现昏迷，瘫痪之前患者已经死亡。

四、诊断

（一）病毒分离

血液、脑脊液、脑组织用于病毒分离。

小鼠分离，出生后3d内的乳鼠是本病毒最敏感的动物，脑内和腹腔联合接种效果较好。

鸡胚分离，选择7日龄前后的鸡胚，卵黄囊接种标本悬液，分离病毒时鸡胚不死亡。

细胞分离，鸡胚纤维母细胞及猪肾细胞能使脑内接种小白鼠不发病的微量病毒培养成功，并能产生病变及空斑。

（二）病毒鉴定

可用乳小白鼠法和空斑减少中和试验鉴定本病毒，森林脑炎病毒和科萨努尔森林脑炎、兰加特病毒有不同程度的交叉中和反应，因此在确定其抗原性时最好选用空斑减少中和试验，原代猪肾细胞和BHK-21细胞是较理想的细胞。

（三）血清学试验

（1）IgM抗体检测，森林脑炎IgM病毒特异性抗体在病后1周内高滴度存在，病后两周左右达到高峰，采用IgM捕获ELISA法可以对TBE进行早期诊断。

（2）补体结合抗体检测，感染森林脑炎病毒后补体结合抗体只能维持半年左右，因此检出补体结合抗体说明曾在半年内感染过。

双份血清抗体效价差 4 倍以上最有诊断价值。

（3）血凝和血凝抑制试验，使用感染病毒的鼠脑经蔗糖－酮法提取，血凝试验可证明病毒的浓度，血凝抑制抗体的消长与中和抗体呈正相关。

（4）在补体结合试验和血凝抑制试验中，森林脑炎病毒与蜱媒脑炎复合群的其他病毒均有交叉反应，对鉴定结果的特异性有一定影响。

（四）分子生物学诊断

RT-PCR 检测技术已经运用于森林脑炎的诊断，不仅可用于蜱标本的检测，也可用于各种临床标本的检测。

第三十七节　鼠疫

一、病原和危害性

鼠疫的病原体为鼠疫耶尔森菌，主要由媒介蚤类传播，在啮齿动物间流行的自然疫源性疾病，死亡率高。鼠疫耶尔森菌属于原生生物界，原核细胞型微生物，绿菌门，y-原生菌纲，肠杆菌目，肠杆菌科，耶尔森菌族，耶尔森菌属，产生 2 种毒素，鼠毒素（外毒素）：对小鼠和大鼠有很强毒性；内毒素：引起发热、组织器官溶血、中毒休克等。在低温及有机体生存时间较长，对光、热、干燥及一般消毒剂均甚敏感。

二、流行病学

贮存宿主：鼠类。
传播媒介：鼠蚤。
传播方式：鼠—蚤—人。

三、临床症状

（一）腺鼠疫

腺鼠疫是临床上最多见的鼠疫病型，以淋巴结肿大为其主要临床特征。

（二）肺鼠疫

肺鼠疫有原发性肺鼠疫和继发性肺鼠疫之分，继发性肺鼠疫由腺鼠疫或败血症鼠疫经血行播散引起。原发性肺鼠疫系因直接吸入含鼠疫菌的空气飞沫而获感染，是临床上最重要的鼠疫病例，未得到及时治疗的肺鼠疫患者常在 2～3d 死亡。

（三）鼠疫败血症

鼠疫败血症也是临床上最严重的鼠疫病型之一，亦有原发与继发之分，鼠疫菌直接进入血液中，病情迅即恶化并发展为继发性鼠疫败血症，原发性败血症鼠疫病情最为凶险，起病急，出现极为严重的中毒症状、中枢神经系统症状和出血现象，若不及时抢救 1～3d 即死亡。

（四）皮肤鼠疫

皮肤鼠疫并不常见。此型鼠疫病情较轻，病死率低，皮肤局部出现红色丘疹，痛感剧烈，并逐渐隆起形成有血性渗出物的水疱。

（五）脑膜炎型鼠疫

脑膜炎型鼠疫多为其他型鼠疫（特别是腺鼠疫）继发而来。有严重的中枢神经系统症状，巴彬斯基征和克尼格氏征阳性等。

（六）眼鼠疫

此型鼠疫极少见，多与职业有关。将菌液等溅入眼内，造成结膜充血肿胀，疼痛感剧烈，几小时后可发展成化脓性结膜炎，有较多的脓血样分泌物，有时可从其中检出鼠疫菌。

（七）肠鼠疫

有频繁呕吐和排出黏液便或水样便的特殊症状。伴有大网膜淋巴结肿，排便时腹痛，便中带血，呕吐物中有时可检出鼠疫菌。

(八)扁桃体鼠疫

经从上呼吸道感染吸入的较大带菌飞沫颗粒（>5μm）不能到达呼吸道深部，而停留在咽喉黏膜扁桃体内，引发扁桃体鼠疫。仅扁桃体局部发炎、疼痛、充血、水肿，有时并发颈淋巴结肿大。

(九)轻型鼠疫

又称逍遥型鼠疫或小鼠疫，有类似感冒等不适症状，不经治疗即可自愈。

四、诊断

(一)细菌学诊断技术

鼠疫的细菌学检验俗称"四步法"，即镜检、分离培养、噬菌体裂解试验和动物感染试验。

1. 镜检

每份材料制备2张玻片，分别用美蓝或魏森氏法染色和革兰氏染色。

2. 分离培养

一般须在培养基中加入适量亚硫酸钠、钼酸铵、龙胆紫、结晶紫及家兔溶血等生长刺激剂及选择性抗生素。液体检材和骨髓材料可用铂金耳取材后点状或画线接种培养，棉拭取材可直接涂于培养基表面，固体检材（如脏器块等）可直接压印培养。每份检材接种2个琼脂平皿，一个做分离培养，另一个备做噬菌体裂解试验。可疑鼠疫菌落，用铂金耳挑出在赫氏琼脂斜面及平板上进行纯培养。新鲜材料（如血液、骨髓等）也可同时进行肉汤增菌培养。镜检凝集试验可作快速诊断。

3. 噬菌体裂解试验

将可疑鼠疫菌落划线培养于琼脂培养基上，加鼠疫噬菌体1滴，使其垂直流过划线，培养24h后观察，若噬菌体流过的地方出现噬菌带则可判断噬菌体试验阳性。48h后再观察，若噬菌带加宽、扩大，则可确证阳性结果，若噬菌带逐渐缩小则为假阳性。

4. 动物感染试验

接种：首选豚鼠，或使用小白鼠、大鼠，病料直接接种试验动物。

结果判定：试验动物多 1～3d 发病，3～7d 死亡。

（二）血清学诊断

间接血凝试验（IHA），多用于对经过药物治疗和病愈后很久的患者进行追溯诊断的血清学检验实践中；细菌凝集反应，用来检查可疑菌落和测定免疫血清的效价；沉淀反应，以通用的 Ascolis 法，检测干燥、腐败疑似鼠疫的尸体和疑似感染了鼠疫的动物组织；免疫荧光试验，可从组织压印标本和干燥尸体标本中检测出鼠疫菌抗原；放射免疫试验，包括放射免疫分析和放射免疫自显影技术，是目前鼠疫血清学诊断中最敏感和特异的方法之一，采用放射性同位素标记抗原；ELISA 方法用来检测鼠疫 F1 抗原和抗体。

（三）分子生物学诊断技术

通常选择病原体特异性基因片段，如重复序列、核糖体 RNA 的编码序列等作为探针。探针方法需要较大数量的检材，主要用于非典型鼠疫菌的判定、基因指纹图的研究等。

五、防治及处置

严格控制传染源，管理患者，发现疑似或确诊者应立即按紧急疫情上报，同时严密隔离。病人排泄物应彻底消毒，病人死亡应火葬或深埋。接触者应检疫 9d，对曾接受预防接种者，检疫期应延至 12d。

消灭动物传染源：疫情监测，控制鼠间鼠疫。广泛开展灭鼠爱国卫生运动。旱獭在某些地区是重要传染源，也应大力扑杀。

切断传播途径：灭蚤；加强交通及国境检疫；保护易感者；预防接种；对疫区及其周围的居民、进入疫区的工作人员，均应进行预防接种。

个人防护：进入疫区的医务人员，必须接种菌苗，两周后方能进入疫区。工作时必须着防护服、戴口罩、帽子、手套、护目镜、穿胶鞋及隔离衣。

第三十八节 霍乱

一、病原和危害性

霍乱是由霍乱弧菌所引起的烈性肠道传染病,是亚洲、非洲大部分地区腹泻的重要原因,属国际检疫传染病。我国将其定为甲类传染病。

WHO根据弧菌的生化性状、O抗原的特异性和致病性,将霍乱弧菌分为三群。

(一)O_1群霍乱弧菌

包括古典生物型霍乱弧菌和埃尔托生物型霍乱弧菌,前者是19世纪从患者粪便中分离出来的霍乱弧菌,后者为20世纪初从埃及西奈半岛埃尔·托检疫站所发现的霍乱弧菌。本群霍乱弧菌是霍乱的主要致病菌。

(二)非O_1群霍乱弧菌

本群弧菌鞭毛抗原与O_1群相同,而菌体(O)抗原则不同,不被O_1群霍乱弧菌多价血清所凝集,又称为不凝集弧菌。根据O抗原的不同,可分为137个血清(O_2—O_{139})。

(三)不典型O_1群霍乱弧菌

本群霍乱弧菌可被多价O_1群血清所凝集,但在体内外均不产生肠毒素,不具致病性。

二、诊断

(一)病原学检查

1. 粪便涂片

取粪便或早期培养物涂片作革兰氏染色镜检或分辨悬滴暗视野

显微镜检。

2. 制动试验

取急性期病人的水样粪便或碱性胨水增菌培养 6h 左右的表层生长物，先作暗视野显微镜检，观察动力。如有穿梭样运动物时，则加入 O_1 群多价血清 1 滴，若是 O_1 群霍乱弧菌，由于抗原抗体作用，则凝集成块，弧菌运动即停止。如加 O_1 群血清后，不能制止运动，应再用 O_{139} 血清重做试验。

3. 核酸检测

通过识别 PCR 产物中的霍乱弧菌毒素，因亚单位 CTxA 和毒素协同菌毛基因 TcpA 来区别霍乱弧菌和非霍乱弧菌。然后根据 TcpA 基因的不同 DNA 序列来区别古典生物型和埃尔托生物型霍乱弧菌。

（二）血清学检查

霍乱弧菌的感染者，能产生抗菌抗体和抗肠毒素抗体，抗菌抗体中的抗凝集抗体，一般在发病第 5d 出现，病程 8～21d 达高峰。血清免疫学检查主要用于流行病学的追溯诊断和粪便培养阴性可疑病人的诊断。若抗凝集素抗体双份血清高度 4 倍以上升高，有诊断意义。

第三十九节　破伤风病

一、病原和危害性

破伤风病，是破伤风杆菌感染伤口产生毒素所引起的一种急性、中毒性人畜共患传染病。本病无季节性，多呈零星散发，在动物或人体内能够产生毒性极强的外毒素——痉挛毒素和溶血毒素。在世界许多地方，特别是在低收入国家的欠发达地区，破伤风仍然是重要的公共卫生问题。

破伤风梭菌属细菌域、厚壁菌门、梭菌纲、梭菌目、梭菌科、梭菌属，为两端钝圆、细长、正直或稍弯曲的 G+ 大杆菌，专性厌氧菌。多数菌体有鞭毛，能运动，可在体外形成芽孢，芽孢呈圆形，位于菌体一端，呈鼓槌状或火柴棒状。不形成荚膜。

破伤风梭菌的繁殖体具有较弱的抵抗外界环境的能力，经过 5min 煮沸即会死亡，大多数消毒剂都能够在短时间内将其杀死。但形成芽孢后具有非常强的抵抗力，能在土壤中生存数年后仍有传染性，须经煮沸 1h，或在高压蒸气中 10min，或在 5% 石炭酸溶液中浸泡 10～12h，才能把它杀死。

二、流行病学

破伤风梭菌分布很广，它可通过伤口、开放性骨折、烧伤、木刺或锈钉刺伤、而侵入人体或动物体内，然后产生毒素破坏神经系统。新生儿接生时消毒不严格可发生本病。患病动物咬伤也可以引起。

（一）传染源

破伤风梭菌多存在于人畜肠道内，随粪便而进入土壤和尘埃，可随尘土飞扬，被破伤风梭菌污染的所有物质都可成为传染源，与创伤部位的接触都会导致传染。

（二）易感人群

人和动物均对破伤风普遍易感，是一种与创伤相关联的特异性感染。但并不是所有的伤口感染后都能发病，需要具备缺氧的条件和创口小而深，创内发生坏死或与需养菌共同感染等条件。

三、临床症状

人和动物感染破伤风典型症状主要为运动神经系统脱抑制的表现，包括肌强直和肌痉挛。通常最先受影响的肌群是咀嚼肌，随后顺序为面部表情肌、颈肌、背肌、腹肌、四肢肌，最后为膈肌。

（一）患病动物的临床表现

潜伏期一般为 1～2 周，长的可达 40d；主要症状为肌肉强直性痉挛，开口困难，严重的牙关紧咬，吞咽困难，流涎、两耳竖立、四肢强直、张开站立，眼凝视，头颈伸直，不能转动，腰背僵直，像木马。对外界刺激敏感，惊恐不安，出汗。常因窒息和心脏麻痹死亡。

（二）患病人的临床表现

起初乏力、头晕、头痛、烦躁不安、打呵欠；接着可出现强烈的肌肉收缩。

四、诊断

以破伤风毒素基因设计引物，采用 PCR 方法建立的基因通用和分型检测方法，可用于破伤风的快速筛查。

五、防治及处置

（一）注射预防针

1 岁以内的幼儿，要注射疫苗，入学后再接种 1 次。注射破伤风抗毒素 TAT。较深的伤口，或伤口被泥土、铁锈等污染物污染，一定到医院在医生的指导下注射一定数量的 TAT。

（二）清洗伤口

破坏受伤部位的缺氧环境，抑制破伤风梭菌的繁殖。动物咬伤、烧烫伤也须注意。

第四十节　放线菌病

一、病原和危害性

放线菌病，又称"大颌病"，是由多种放线菌引起的人和牛、羊、猪等多种动物非接触性慢性传染病，以形成特异性的肉芽肿和慢性化脓灶、脓汁内含有特殊菌块（或称"硫黄样颗粒"）为特征。本病分布于世界各地，目前未列入 WOAH 名录中，我国将其列为三类动物疫病。

本病的主要病原体为牛型放线菌、伊氏放线菌和李氏放线菌，还包括化脓放线菌、金黄色葡萄球菌等。

二、流行病学

本病多呈零星散发，偶尔可见地方性流行。致病菌广泛存在于污染的饲料、饮水及生活环境的土壤中，患畜多为食入粗糙的饲料扎破口腔黏膜而感染，或者通过外源的直接咬伤、刺伤等原因引起的感染。因此，在放牧地区的低湿环境较为多发。主要侵害牛，以2～5岁牛最易患病。也可感染猪、羊、马、人类患病。

三、临床症状

病牛颌骨、口腔、头部皮肤以及皮下等部位出现症状。牙齿逐渐松动，甚至发生脱落，导致吞咽和咀嚼都比较困难，机体快速消瘦。当病菌侵害软组织时，通常在颌下等处的组织内部形成硬结，形成"木舌"。或者出现蘑菇状新生物，使其大量流涎，且咀嚼困难。母牛感染后，乳房发生弥漫性肿大或者形成局灶性硬结，乳汁黏稠，并混杂脓液。在增生组织或者结节软化灶和脓汁中存在"硫黄颗粒"。

四、诊断

依据 NY/T 3406—2018《家畜放线菌病病原体检验方法》。

第四十一节 肝片吸虫病

一、病原和危害性

肝片吸虫病是由肝片吸虫所引起的人畜共患寄生虫病，呈世界性分布。肝片吸虫寄生于食草哺乳动物和人的肝脏和胆管内，可以感染多种哺乳动物宿主，危害较大，被我国列为三类动物疫病。肝片吸虫属于复殖目、片形科、片形属，虫体扁平叶状。

二、流行病学

（一）传染源

感染了肝片吸虫的牛、羊等反刍动物为主要的传染源。被肝片吸虫囊蚴污染的水田和水生植物也是动物及人类感染的重要来源。

（二）易感类群

肝片吸虫多发生于有中间宿主椎实螺的低洼和沼泽地带的放牧地区。以多雨年份特别严重。主要感染的家畜为牛和羊。

三、临床症状

（一）急性型

典型症状为食欲废绝，精神沉郁，体质衰弱，易疲劳，皮毛杂乱，偶有腹胀，伴发腹泻，体温升高，贫血严重，黄疸，肝脏肿大。重症感染病例，几天内可致死。叩诊肝脏，有半浊音，较为敏感。此病病例致死率高，可导致牛羊批量死亡。

（二）慢性型

较多见，多数在 1~2 个月后，体温开始升高。典型症状为食欲废绝，便秘、腹泻交替，排泄粪便呈黑褐色，下颌、胸下、腹部等处都可有水肿症状，皮毛杂乱，色泽暗淡，局部有脱毛症状。多数情况下，在 3~4 个月后，病程渐重，水肿症状加重，渐显消瘦，最后因衰竭而致死。怀孕病畜感染，流产率增加，弱胎率增加，产后瘫痪。病程稍长的，最终因衰竭而致死。

四、诊断

依据 NY/T 1950—2010《片形吸虫病诊断技术规范》。
依据 WS/T 566—2017《片形吸虫病诊断》。

第四十二节　隐孢子虫病

一、病原和危害性

隐孢子虫病,是由隐孢子虫感染引起的以腹泻为主的一种人畜共患寄生虫病,被世界卫生组织(WHO)列为世界六大腹泻病之一,是亚非国家2岁以下儿童腹泻第二常见的病原。1986年,WHO将人的隐孢子虫病列为艾滋病毒的怀疑指标之一。2003年本病也被我国列为须重点防范的两个重要新发寄生虫病之一。

隐孢子虫属于隐孢子虫科,隐孢子虫属,主要分布在亚洲、欧洲、美洲等地区,为体积微小的球虫类寄生虫。广泛存在多种脊椎动物体内,寄生于人和哺乳动物的主要为微小隐孢子虫,由微小隐孢子虫引起的疾病称隐孢子虫病。隐孢子虫为体积微小的球虫类寄生虫,广泛存在于多种脊椎动物体内,已确认的有26种。

二、流行病学

隐孢子虫病呈世界性分布。隐孢子虫的发病率在寄生虫性腹泻中占首位,同性恋并发艾滋病患者近半数感染隐孢子虫。隐孢子虫对幼小、未断奶的养殖牲畜危害最大,健康和成年动物也可通过大量卵细胞释放的卵囊而感染。

隐孢子虫病人和带虫者的粪便和呕吐物中均含有卵囊,都是重要的传染源。并通过人与动物、人与人直接接触,以及与被污染的食物等间接接触进行传播,由于隐孢子虫卵囊对余氯有很强的抵抗力,常规氯消毒无法有效杀死水中的隐孢子虫,使水也成为一种主要的传播途径。

三、临床症状

隐孢子虫寄生在小肠，表现为腹泻，粪便呈水样或糊状，偶见血样便；伴有消化道症状，腹痛、腹胀、呕吐、乏力等。本病也是艾滋病病人并发腹泻而死亡的原因之一。隐孢子虫寄生在呼吸道内，表现为肺炎、气囊炎症状。大量虫体遍布气管、支气管上皮微绒毛区，黏膜绒毛功能丧失、脱落，黏膜上皮增生及单核细胞浸润，引起黏膜增厚；小支气管中积聚有黏液、脱落的上皮、淋巴细胞、巨噬细胞及大量虫体。

四、诊断

（一）病原鉴定法

粪便样品直接涂片镜检成卵囊染色镜检，常用染色方法有姬姆萨染色、沙黄－美蓝染色、亚甲蓝染色、金胺－酚改良抗酸染色等。其中金胺－酚改良抗酸染色最为常用。

（二）免疫学诊断

1. ELISA

ELISA可以检测患者粪便、血清、十二指肠液中的IgG、IgM、IgA水平。用双抗体夹心ELISA法检测粪便中的卵囊抗原，敏感性为82.3%，特异性为96.7%。适用于大规模流行病学监测。

2. IFA

目前为国外诊断隐孢子虫病最常用的方法之一，可以对标本中的抗原进行鉴定或定位。

3. 蛋白质印迹法（Western-Blot）

蛋白质印迹法是筛查和诊断隐孢子虫病的有效方法，其阳性反应在感染后3周内即可检出。

（三）分子生物学检测方法

1. PCR方法

采用巢式PCR扩增，实现对食品中隐孢子虫进行快速检验，并可鉴定到种。

2. 环介导等温扩增技术(Loop-mediated Isothermal Amplification, LAMP)

该技术的灵敏度高于巢氏PCR。在巢氏PCR检测为阴性的样本中，有约1/3的样本为LAMP阳性。该方法适用于检测健康人或动物的低水平感染。

（四）抗原诊断

诊断抗原包括天然虫体抗原和重组抗原。重组抗原主要有CP_{23}抗原、CP_{15}/CP_{17}抗原、CP_{41}抗原以及SA_{35}与SA_{40}蛋白等。

第四十三节 莱姆病

一、病原和危害性

莱姆病（LD），是由若干不同基因型的伯氏疏螺旋体引起的人畜共患自然疫源性疾病。主要经蜱叮咬人、畜而传染，可引起人体多系统、器官损害，严重者终生致残甚至死亡。

伯氏疏螺旋体可分为13个基因型，目前仅已知狭义疏螺旋体、伽氏疏螺旋体和阿弗西尼螺旋体3个基因型对人有致病力。

二、流行病学

（一）宿主与传染源

伯氏疏螺旋体的宿主动物较多，包括鼠、兔、蜥蜴、麝、狼、鸟类、野生脊椎动物以及狗、马、牛等家畜。在中国血清学调查证实，牛、马、羊、狗、鼠等动物存在莱姆病感染。

（二）易感类群

人类对莱姆病螺旋体普遍易感。以青壮年多发，男女性别差异不大。感染后，一部分人群为隐性感染，以散发为主。

三、临床症状

早期临床表现主要包括游走性红斑、全身多发性红斑、面神经麻痹、脑膜炎、神经根炎及周围神经炎等。晚期临床表现主要包括关节炎、慢性萎缩性肢皮炎、进行性脑脊髓炎及周围神经炎。

四、诊断

在莱姆病病人血清、脑脊液、关节液等标本中检测出具有诊断意义的特异性 IgM 或 IgG 抗体，有助于证实伯氏疏螺旋体的感染，明确临床诊断。

(一) IFA

IFA 检测结果通常是根据莱姆病螺旋体的特殊形态及荧光亮度综合进行判断。

(二) ELISA

莱姆病 ELISA 法阳性界值是对有代表性的健康人群进行莱姆病螺旋体血清抗体及反向稀释检测，求出 OD 平均值。如果检测对象的 OD 值大于平均值的 3 个标准差，为阳性；如果介于 2～3 个标准差之间，为可疑，小于 1 个标准差为阴性。

(三) WB

WB 是通过对菌株进行裂解，然后经过 SDS-PAGE 将蛋白按照不同的分子质量区别开来，然后将分离开的蛋白转移至硝酸纤维素膜上，制备成抗原。目前，更多学者推荐先用 IFA 或 ELISA 作筛查，阳性或不确定的再用 WB 确诊。

第四十四节　斑点热

一、病原和危害性

斑点热是由立克次体引起的一类急性传染病，该群立克次体为专性细胞内寄生菌，野生小哺乳动物是其保菌宿主，可水平传播立克次体，蜱、螨为传播媒介，因可经卵垂直传递立克次体，故兼有保菌宿主作用。

二、流行病学

（一）宿主与传染源

斑点热病种的多样性与不同的自然疫源地类型有关，不同的生活环境影响野生啮齿类动物和节肢动物的生态系统，此二者与该群立克次体形成了共生关系。由于立克次体在蜱体内能长期生存繁殖，分布于全身许多组织，不但不影响其存活，而且还可经卵垂直传递至下代，因而起传播媒介和储存宿主双重作用。感染立克次体的蜱叮咬小型哺乳动物，使小动物受到感染；感染立克次体的小动物，被健康蜱叮咬出血又使其变成感染蜱，形成两者之间的水平传播，宿主动物起到传染源的作用。宿主动物以野生啮齿动物为主，特别是东方田鼠、黑线姬鼠和长尾黄鼠带蜱指数高。

（二）分类

斑点热群立克次体是立克次体目中最为复杂的一群。其中包括：立氏立克次体（所致疾病为落基山斑点热）、西伯利亚立克次体（所致疾病为北亚蜱传斑点热）、康氏立克次体（所致疾病为纽扣热）、小蛛立克次体（所致疾病为立克次体痘）、澳大利亚立克次体（所致疾病为昆士兰斑点热）等20余种立克次体。

（三）易感类群

人群普遍易感。感染与流行主要取决于以下两个因素：一是当地人群抗体水平的高低，此与年龄因素有关，成人高、儿童低，最易受到斑点热群立克次体感染；二是与蜱接触频率高低成正比，本病以散发为主，较少引起暴发流行。

三、临床症状

约70%病例有蜱叮咬史。发病急骤，有严重头痛、寒战、虚脱和肌痛等症状。体温在数天内可达 39.5～40℃并持续，可有严重干咳，在发热的第 1～6d，大多数病人在腕、手掌、脚底和前臂出现皮疹，并迅速扩散至颈、面、两腋窝、臀和躯干，最初为粉红色斑疹，随后会变成深色斑丘疹，疹损会变成瘀斑，融合成大片出血区，最后溃烂。

四、诊断

用 PCR 诊断技术。斑点热群立克次体种类繁多，其抗原成分复杂，种间交叉反应严重，因此单纯的血清学方法有时难以作最终诊断。根据立克次体 190ku 蛋白基因序列（ompA）设计引物 Rrl90.70p602n 如下。

Rrl90.70p 5'-ATGGCGAATATTTCTCCAAAA-3'
Rrl90.602D 5'-AGTGCAGCATTGGCTCCCCCT-3'

该引物可扩增出除澳大利亚立克次体和小蛛立克次体外的所有斑点热立克次体的核酸片段，产物为 532bp。

第四十五节　埃立克体病

一、病原和危害性

埃立克体病是由无形体科病原体引起的一类人畜共患的自然疫源性疾病，主要是通过蜱虫叮咬传播的细菌感染性疾病。无形体科属于立克次体目，为一类主要感染白细胞和血小板的专性细胞内寄生革兰氏阴性小球杆菌。

目前，对人和动物致病的埃立克体病原体有 10 多个种，用 16S rDNA 基因序列体系统发育分析，可将埃立克体病原体分为 3 个基因群，分别归于无形体属、埃立克体属和新立克次体属。目前已证明能够感染人的埃立克体有查菲埃立克体、犬埃立克体、伊氏埃立克体、嗜吞噬细胞无形体和腺热新立克次体。人单核细胞埃立克体病和人粒细胞无形体病为两种主要人畜共患埃立克体病。

二、流行病学

（一）病原体与传播途径

1. 主要病原体

人类单核细胞埃立克体病由 *Ehrlichia chaffeensis* 引起，感染单核细胞；人类粒细胞埃立克体病由 *Ehrlichia ewingii* 或 *Anaplasma phagocytophilum*（原归类为埃立克体）引起，感染粒细胞。

2. 传播媒介

主要通过蜱虫叮咬传播，媒介种类因地区而异；美洲：孤星蜱是 *E. chaffeensis* 和 *E. ewingii* 的主要媒介；欧洲和亚洲：箆子硬蜱等可能传播相关病原体。

3. 宿主

白尾鹿、犬类、啮齿动物等为常见储存宿主。

（二）季节性

与蜱虫活跃期一致，集中在春夏季（4—9月），尤其是温暖潮湿的环境。

（三）人群特征

1. 高危人群

户外工作者、露营者、猎人等接触蜱虫环境者，男性发病率略高于女性，可能与职业暴露相关，中老年人群和免疫功能低下者易出现重症。

2. 儿童感染

儿童感染后可能症状较轻，但严重病例也有报道。

三、临床症状

（一）早期症状

发热、寒战，头痛、肌肉或关节疼痛，乏力、食欲减退，恶心、呕吐或腹泻。

（二）严重症状

血小板减少，白细胞减少、贫血，肝功能异常，神经系统症状，呼吸衰竭或多器官衰竭。

（三）特征性表现

皮疹，仅部分患者出现（多见于儿童），非特异性斑丘疹。

四、诊断

结合蜱虫暴露史（如近期在疫区活动或被蜱叮咬）及症状，症状非特异性，须结合流行病学史和实验室检测（PCR、血清学）。

1. 实验室检查

血常规：血小板减少、白细胞减少、转氨酶升高。

外周血涂片：显微镜下观察白细胞内包涵体（"桑葚体"，但检出率低）。

血清学检测：检测抗埃立克体抗体（需要急性期和恢复期双份血清，抗体滴度 4 倍升高有诊断意义）。

PCR 检测：直接检测血液中埃立克体 DNA（快速且敏感，适用于早期诊断）。

病原体培养：复杂且耗时，仅用于研究。

2. 鉴别诊断

须与其他蜱传疾病（如莱姆病、落基山斑点热、无形体病）及病毒感染区分。

五、预防和处置

（一）避免蜱虫叮咬

个人防护：在蜱虫活跃区（草地、灌木丛）穿长袖、长裤，并将裤脚扎入袜子。

驱虫剂：使用含 20%～30% DEET 的驱虫剂喷涂皮肤或衣物，或用氯菊酯处理衣物。

活动后检查：及时检查全身（尤其是腋下、腹股沟、头皮等隐蔽处）并洗澡。

（二）环境管理

清除住宅周围的杂草、落叶，减少蜱虫栖息地。

控制啮齿类动物（蜱虫宿主）。

（三）宠物防护

定期为宠物使用驱蜱药物，避免其携带蜱虫进入室内。

（四）蜱虫移除

若被叮咬，用细镊子紧贴皮肤夹住蜱虫头部，缓慢垂直拔出，避免挤压其身体。

被叮咬后数周内若出现发热等症状，及时就医并告知蜱虫暴露史。

第四十六节　附红体病

一、病原和危害性

附红体病，通常指由附红细胞体引起的血液寄生虫病，主要感染动物（如猫、犬、猪、牛等），偶见人类感染，属于人畜共患病。

二、流行病学

（一）病原体与分类

病原体：附红细胞体属于支原体科，是一类缺乏细胞壁的微小细菌，寄生在红细胞表面或血浆中。

（二）主要种类

猫附红体：猫的重要病原。

犬附红体：犬类常见。

猪附红体：导致猪的传染性贫血。

人类感染：人类病例罕见，可能由未知种或动物源性附红体引起，但证据有限，病原体分类尚不明确。

（三）传播途径

1. 节肢动物媒介

通过跳蚤、蜱虫、蚊虫等吸血昆虫传播。

2. 血液直接接触

动物间：输血、打架咬伤、胎盘传播；人类感染：可能通过输血、器官移植或职业性接触感染动物血液。

3. 其他途径

母婴垂直传播。

（四）宿主与易感群体

1. 自然宿主

动物宿主：猫、犬、猪、牛、羊等家畜及野生动物。

2. 人类感染高危人群

兽医、农场工人、屠宰场从业者等频繁接触动物血液者；免疫功能低下者更易出现症状。

（五）季节性

动物间传播：与媒介昆虫活跃季节相关（春夏季高发）。

人类感染：无显著季节性，但职业暴露风险可能与动物疫情相关。

三、临床表现

（一）动物症状

贫血、发热、黄疸、消瘦，严重者可致死（如猫传染性贫血）。

（二）人类症状

罕见，非特异性，发热、乏力、溶血性贫血，易被误诊为其他血液疾病。

四、诊断

（一）显微镜检查

血涂片染色后观察红细胞表面附着的病原体（敏感性低）。

（二）PCR 检测

检测血液中病原体 DNA（金标准）。

（三）血清学检测

动物中应用较多，人类诊断价值有限。

（四）治疗

1. 动物

多西环素、恩诺沙星等抗生素，辅以支持治疗。

2. 人类

经验性使用四环素类抗生素（如多西环素），但须结合药敏结果。

五、预防和处置

（一）动物防控

定期驱虫（跳蚤、蜱虫等媒介控制）；避免动物间血液接触（如打架、共用注射器）；加强养殖场卫生管理，筛查输血用动物。

（二）人类预防

接触动物血液时穿戴手套、口罩；避免被昆虫叮咬；严格筛查血液及器官供体。

第四十七节　猪丹毒

一、病原和危害性

革兰氏阳性菌，兼性厌氧，无运动性，无芽孢，无鞭毛，传代培养有长丝状的倾向，有 26 个血清型，对不利环境有很强的抵抗力，耐干燥，能在腌制烟熏的火腿中存活几个月，可在猪粪和鱼的表面黏液中存活 1～6 个月，能在冻肉、腐败的尸体、干燥的血液和鱼粉中长期存活。容易被普通消毒剂杀死，对青霉素高度敏感，对多黏菌素 B、新霉素、卡那霉素不敏感，对链霉素和磺胺类药物有抵抗力。

二、流行病学

传染源：病猪和带菌猪（粪尿、唾液和鼻分泌物）。

传播途径：污染的食物和饮水，皮肤创伤感染，蚊蝇叮咬。

易感动物：3月龄至3年的猪。

三、临床症状

（一）急性型（败血型）

突然发病，体温40～42℃不退，抽搐或颤抖；食欲减退或废绝，架子猪和老龄猪粪便干燥，而小猪表现为腹泻；怀孕母猪可能发生流产；颈部、背部和胸腹侧皮肤出现方形或菱形疹块，黑褐色或紫红色；卧地不起，强行站立异常困难并伴有尖叫声；多数病程为2～4d，病死率80%以上。哺乳仔猪和刚断奶小猪发生猪丹毒时往往有神经症状，抽搐，病程不超过1d。

（二）亚急性型（疹块型）

发病后，1～2d在身体不同部位，尤其胸侧、背部、颈部至全身出现界限明显，圆形、方形或菱形的有热感的疹块，界线清楚，扁平凸起，指压褪色；疹块突出皮肤2～3mm，大小约1cm至数厘米，从几个到几十个不等，干枯后形成棕色痂皮；体温不高，食欲不变；也有不少病猪在发病过程中，症状恶化而转变为败血型而死；病程1～2周。

（三）慢性型（关节炎型）

常见关节炎，关节肿大、变形、疼痛、跛行、僵直；溃疡性或椰菜样疣状赘生性心内膜炎。心律不齐、呼吸困难、贫血。强迫激烈行走时，可突然时倒地死亡；病程数周至数月。

第四十八节 土拉杆菌病

一、病原和危害性

土拉杆菌病是一种由高致病性细菌引起的人畜共患病，传播途径多样，临床表现复杂，严重者可致命。

1. 病原体

革兰氏阴性、多形性（球杆状为主）、无芽孢、有荚膜的微小需氧杆菌。专性细胞内寄生，可在巨噬细胞内生存和繁殖。营养要求苛刻，在普通培养基上不生长，常用特殊培养基（如巧克力琼脂、改良马丁琼脂、含半胱氨酸的培养基）。在环境中（水、土壤、尸体、皮毛）存活能力强，尤其在低温潮湿条件下可存活数周至数月。对热、常用消毒剂（如次氯酸钠、70%酒精、碘剂、甲醛）、紫外线敏感。少量细菌（10～50个）即可通过呼吸道或皮肤破损处引起感染。

2. 危害性

高致病性：人类和多种动物（尤其是野兔、啮齿类）均易感。

潜在生物恐怖剂：因其感染剂量低，可通过气溶胶传播，可导致严重疾病甚至死亡，被列为A类生物恐怖剂之一。

多系统受累：可引起局部淋巴结炎、全身性感染（败血症）、肺炎、心包炎、脑膜炎等多种严重并发症。

病死率：未经治疗的伤寒型或肺型土拉菌病病死率可高达30%～60%。及时使用有效抗生素治疗，病死率可降至1%以下。溃疡腺型和眼腺型病死率较低。

二、流行病学

1. 地理分布

主要分布在北半球温带地区，特别是北美、欧洲、俄罗斯、日本、中国（主要在西北、东北、西藏、内蒙古等牧区或半牧区）。

南半球罕见。

2. 传染源

主要储存宿主：野兔、野鼠、田鼠、水鼠、松鼠、麝鼠、海狸等野生啮齿动物和兔形目动物。家兔、羊（尤其是羔羊）、牛、马、狗、猫等也可感染并可能传染给人。

病媒：蜱（最重要，如美洲狗蜱、孤星蜱、硬蜱属等）、螨、蚊（较少见）、虻等吸血节肢动物。它们既是传播媒介也是储存宿主（可经卵传递）。

3. 传播途径

直接接触：接触感染动物的组织、体液（血液、淋巴液），或皮毛、排泄物（通过皮肤伤口或黏膜侵入）。猎人、屠宰工、农民、兽医、实验室人员风险高。

媒介叮咬：被感染蜱、螨、蚊、虻叮咬。

消化道传播：摄入被污染的水或未煮熟的感染动物肉类。

呼吸道传播：吸入被污染的气溶胶或粉尘（如处理感染动物皮毛、干草、谷物；实验室事故；生物恐怖袭击）。此途径最危险，易导致肺型。

眼结膜感染：接触污染的手或飞溅物。

4. 人群易感性

普遍易感，感染后可获得持久免疫力。

5. 流行特征

散发为主，偶有暴发：多与狩猎、处理动物、蜱叮咬、水源污染、实验室暴露相关。

季节性：与媒介活动和人类暴露机会相关。蜱媒传播多见于春夏季；狩猎相关传播多见于秋冬季。

职业性：猎人、农民、屠宰工、皮毛加工者、兽医、实验室人员、野外工作者（如地质、林业）风险较高。

三、临床症状

潜伏期：通常 3～5d（1～21d 不等），取决于感染途径、剂量和菌株毒力。

起病：常急性起病，突发高热（39～40℃）、寒战、剧烈头痛、乏力、肌肉酸痛（尤其是腰背部和腿部）、食欲不振、恶心呕吐。

临床分型：根据主要入侵门户和临床表现分型。

1. 溃疡腺型（最常见）

皮肤入侵处（常为手指）出现疼痛性丘疹、脓疱、溃疡（边缘隆起，底部坏死）。附近淋巴结肿大、疼痛（可化脓破溃）。

2. 腺型

仅有显著局部淋巴结肿大疼痛，无原发皮肤损害（可能入口已愈合或为黏膜侵入）。

3. 眼腺型

结膜充血、水肿、疼痛、畏光、流泪、脓性分泌物。同侧耳前、颌下或颈部淋巴结肿大疼痛。

4. 口咽/胃肠型

咽痛、扁桃体炎（可有溃疡或假膜）、颈部淋巴结肿大。腹痛、腹泻、恶心呕吐（肠道感染）。

5. 肺型

可原发（吸入）或继发（血行播散）。症状类似非典型肺炎：干咳、胸痛、呼吸困难、咯血。X线可见支气管肺炎、肺门淋巴结肿大、胸腔积液等。此型病情重，进展快。

6. 伤寒型（全身型）

持续高热、剧烈头痛、严重乏力、虚脱。无显著局部淋巴结肿大或皮肤损害。可伴发肺炎、脑膜炎、心包炎、骨髓炎、败血症休克等严重并发症。此型病死率高。

四、实验室监测

1. 样本采集与运输

必须严格遵守生物安全规范（BSL-3）。样本包括：血液（全血、血清）、溃疡拭子/渗出液、淋巴结穿刺液、痰液（肺型）、胃洗液（胃肠型）、眼结膜拭子（眼腺型）、尸检组织（肝、脾、肺、淋巴结等）。血清需双份（急性期和恢复期）。

2. 检测方法

微生物培养："金标准"，但难度大（生长慢、需特殊培养基）、风险高（易产生感染性气溶胶），通常只在专业 BSL-3 实验室进行。阳性可确诊。

血清学检测：最常用、安全。

试管凝集试验：经典方法，效价 $\geqslant 1:160$ 或双份血清效价 4 倍及以上升高有诊断意义。早期阳性率低，抗体可持续数年甚至终生。

酶联免疫吸附试验：更敏感、特异，可检测 IgM 和 IgG，有助于早期诊断和现症感染判断。

微凝集试验、免疫荧光试验等。

分子生物学检测

PCR：快速、敏感、特异，适用于血液、组织、淋巴结穿刺液等多种样本，是早期诊断的重要工具。

直接免疫荧光/免疫组化：检测组织或体液中的细菌抗原。

皮肤试验：类似于结核菌素试验，皮内注射菌体抗原，48～72h 看迟发型超敏反应。主要用于流行病学调查，不作为常规诊断（抗原不易获得，可能引起过敏反应）。

五、防治和处置

1. 预防性措施

避免接触：避免直接接触野生动物（尤其是患病或死亡的兔、

鼠），不剥皮、不食用。处理动物（尤其是野兔、啮齿类）时戴手套、口罩、护目镜。使用驱蜱剂，穿长袖长裤，进入蜱虫栖息地后仔细检查全身并清除蜱虫。避免饮用未处理的生水，尤其是在流行区。彻底煮熟野生动物肉类。避免接触可能被污染的灰尘（如割草、翻动干草堆、清理谷仓时戴口罩）。

媒介控制：环境治理，使用杀虫剂控制蜱、螨等。

动物检疫与疫情监测：对家畜、皮毛动物、野生动物进行监测，发现疫情及时处置（扑杀、消毒）。

实验室安全：严格遵守 BSL-3 操作规程。

疫苗：减毒活疫苗在特定高风险人群（如实验室人员）中使用，保护效果有限且非 100% 有效，我国未常规使用。

2. 暴露后预防

对于明确的高风险暴露（如实验室气溶胶暴露、被感染蜱叮咬且附着时间较长），可在医生评估后考虑使用多西环素或环丙沙星进行预防性治疗。

3. 治疗

（1）首选药物

链霉素：1g 肌注，每 12h 1 次（成人），疗程 7～14d。疗效确切。

庆大霉素：5mg/kg 肌注或静滴，每日 1 次（或分次），疗程 7～14d。替代首选。

（2）替代药物

环丙沙星：400mg 静滴，每 12h 1 次；或 500mg 口服，每日 2 次，疗程 10～14d。

多西环素：100mg 口服或静滴，每 12h 1 次，疗程 14～21d。

氯霉素：15～25mg/kg 静滴，每 6h 1 次（需监测血药浓度和血常规），疗程 14～21d。因其骨髓抑制风险，现较少用。

一般支持治疗：退热、补液、镇痛、处理局部溃疡和淋巴结（通常不需切开引流，除非化脓波动明显）。

重要原则：早期、足量、足疗程使用抗生素至关重要，可显著降低病死率和并发症。根据临床类型和严重程度选择药物和疗程。

4. 疫情处置

报告：土拉菌病在我国为乙类传染病，发现病例或疑似病例应立即向当地疾控中心报告。

病例管理：标准预防。无需严格空气隔离，但处理肺型患者的痰液等呼吸道分泌物时需注意防护（飞沫＋接触隔离）。

流行病学调查：追溯感染来源（接触史、叮咬史、饮食史、旅行史、职业史）、确定传播途径、识别潜在暴露者。

环境消毒：对污染场所（动物尸体、分泌物、排泄物、皮毛、可能的气溶胶污染区域）使用有效消毒剂（如含氯消毒剂、过氧乙酸）进行彻底消毒。

媒介和宿主控制：在暴发疫情时，可能需在专业人员指导下进行局部灭蜱、灭鼠。

密切接触者管理：医学观察，出现症状立即就医并告知暴露史。

六、个人防护措施

1. 一般人群（尤其进入流行区或从事高风险活动时）

防虫叮咬：使用含避蚊胺、派卡瑞丁的驱虫剂；穿浅色长袖衣裤，扎紧裤脚、袖口；活动后仔细检查全身（尤其是头皮、腋窝、腹股沟、膝后）有无蜱附着并正确移除（用尖镊子夹住口器基部垂直拔出）。

避免接触野生动物：不触碰、不捡拾、不食用病死或行为异常的兔、鼠等动物。处理动物尸体时戴厚手套。

食品安全：只饮用安全水源（煮沸或消毒）；彻底煮熟肉类（特别是野味）。

环境防护：在可能产生粉尘的环境（割草、翻晒干草、清理谷仓）工作时，佩戴 N95 口罩和护目镜。

个人卫生：接触动物或其环境后用肥皂和流水彻底洗手。

2. 高风险职业人群（猎人、农民、兽医、皮毛加工者、实验室人员）

严格执行职业防护：工作时穿戴防护服、手套、N95口罩、护目镜或面屏。

伤口防护：皮肤有伤口时避免接触可能污染物，妥善包扎伤口。

实验室安全：严格遵守BSL-3操作规程，所有操作在生物安全柜内进行。

接种疫苗（如适用）：根据风险评估考虑接种减毒活疫苗（需了解其局限性和禁忌症）。

3. 宠物主人

防止宠物（尤其是猫狗）猎食啮齿动物或野兔。定期给宠物使用驱蜱药。接触生病宠物（尤其是猫，猫易感且可通过咬抓传染人）或其排泄物后洗手。

第三章 人畜共患病防治技术规范

第一节 高致病性禽流感防治技术规范

高致病性禽流感（Highly Pathogenic Avian Influenza，HPAI），是由正黏病毒科流感病毒属 A 型流感病毒引起的禽类烈性传染病。世界动物卫生组织（WOAH）将其列为 A 类动物疫病，我国将其列为一类动物疫病。

为预防、控制和消灭高致病性禽流感，依据《中华人民共和国动物防疫法》及有关的法律法规，特制定本规范。

1 适用范围

本规范规定了高致病性禽流感的诊断、疫情报告、疫情处理、防治措施、控制和净化标准。

本规范适用于中华人民共和国境内的一切从事禽类饲养、经营和禽类产品生产、经营，以及从事动物防疫活动的单位和个人。

2 诊断

2.1 有下列情况之一的，可确认为高致病性禽流感。

2.1.1 有典型的临床症状和病理变化，发病急、死亡率高，且能排除鸡新城疫和中毒性疾病，血清学检测阳性。

2.1.2 未经免疫鸡场的家禽出现 H_5、H_7 亚型禽流感血清学阳性。

2.1.3 在禽群中分离到 H_5、H_7 亚型禽流感病毒株或其他亚型高致病力禽流感毒株。

2.2 流行特点

鸡、火鸡、鸭、鹅、鹌鹑、雉鸡、鹧鸪、鸵鸟、鸽、孔雀等多种禽类均易感。

传染源主要为病禽和带毒禽（包括水禽和飞禽）。病毒可长期在污染的粪便、水等环境中存活。

病毒的传播主要通过接触感染禽及其分泌物和排泄物、污染的饲料、水、蛋托（箱）、垫草、种蛋、鸡胚和精液等媒介，经呼吸道、消化道感染，也可通过气源性媒介传播。

2.3 临床症状

潜伏期从几小时到数天，最长可达21d。

表现为突然死亡、高死亡率，饲料和饮水消耗量及产蛋量急剧下降，病鸡极度沉郁，头部和脸部水肿，鸡冠发绀、脚鳞出血和神经紊乱；鸭鹅等水禽有明显神经和腹泻症状，可出现角膜炎症，甚至失明。

2.4 病理变化

2.4.1 剖检病变

全身组织器官严重出血。腺胃黏液增多，刮开可见腺胃乳头出血、腺胃和肌胃之间交界处黏膜可见带状出血；消化道黏膜，特别是十二指肠广泛出血；呼吸道黏膜可见充血、出血；心冠脂肪及心内膜出血；输卵管的中部可见乳白色分泌物或凝块；卵泡充血、出血、萎缩、破裂，有的可见"卵黄性腹膜炎"。水禽在心内膜还可见灰白色条状坏死。胰脏沿长轴常有淡黄色斑点和暗红色区域。

急性死亡病例有时未见明显病变。

2.4.2 病理组织学变化

主要表现为脑、皮肤及内脏器官（肝、脾、胰、肺、肾）的出血、充血和坏死。脑的病变包括坏死灶、血管周围淋巴细胞管套、神经胶质灶、血管增生和神经元性变化；胰腺和心肌组织局灶性坏死。

2.5 实验室诊断

2.5.1 病原鉴定

2.5.1.1 符合相应生物安全级别的，且经国务院畜牧兽医行政管理部门认定的省级以上动物疫病诊断实验室和研究机构的实验室，可开展病原鉴定工作。

2.5.1.2 样品采集

活禽样品应采集泄殖腔拭子和气管拭子；死禽样品应采集气管、脾、肺、肝、肾和脑等组织器官；小珍禽样品应采集新鲜粪便（见附件一）。

2.5.1.3 病原学诊断

主要包括病原分离、鉴定（见附件二）和毒力测定（见附件三）。

2.5.2 血清学诊断

主要包括琼脂凝胶免疫扩散试验（AGID）（不适用于水禽）（见附件四）、血凝抑制试验（HI）（见附件五）。

3 疫情报告

3.1 任何单位和个人发现患有本病或疑似本病的禽类，都应当立即向当地动物防疫监督机构报告。

3.2 动物防疫监督机构接到疫情报告后，按农业农村部《动物疫情报告管理办法》和《国家高致病性禽流感防治应急预案》等有关规定执行。

4 疫情处理

实行以紧急扑杀为主的综合性防治措施。

4.1 发现疑似高致病性禽流感疫情时，畜主应立即将病禽（场）隔离，并限制其移动。动物防疫监督机构要及时派员到现场进行调查核实，进行流行病学调查、临床症状检查、病理解剖、采集病料、实验室诊断等，根据诊断结果采取相应措施。

4.2 当发生高致病性禽流感时，按下列要求处理。

4.2.1 划定疫点、疫区、受威胁区

由所在地县级以上畜牧兽医行政管理部门划定疫点、疫区、受威胁区。

疫点：指患病动物所在的地点。一般是指患病禽类所在的禽场

（户）或其他有关屠宰、经营单位；如为农村散养，应将自然村划为疫点。

疫区：指以疫点为中心，半径 3～5km 范围内区域。疫区划分时，应注意考虑当地的饲养环境和天然屏障（如河流、山脉等）。

受威胁区：指疫区外延 5～30km 范围内的区域。

4.2.2 封锁

由县级以上畜牧兽医行政管理部门报请同级人民政府决定对疫区实行封锁；人民政府在接到封锁报告后，应在 24h 内发布封锁令，并对疫区进行封锁。

对疫点、疫区采取不同的处理措施。其中：

疫点：出入口必须有消毒设施。严禁人、禽、车辆进出和禽类产品及可能受污染的物品运出，在特殊情况下必须出入时，须经所在地动物防疫监督机构批准，经严格消毒后，方可出入。

疫区：交通要道建立动物防疫监督检查站，派专人监视动物和动物产品的流动，对进出人员、车辆须进行消毒。停止疫区内禽类及其产品的交易、移动。水禽必须圈养，或在指定地点放养。

4.2.3 扑杀

确认为高致病性禽流感时，在动物防疫监督机构的监督指导下对疫点内所有的禽只进行扑杀。

4.2.4 无害化处理

对所有病死禽、被扑杀禽及其禽类产品（包括禽肉、蛋、精液、羽、绒、内脏、骨、血等）按照《病死畜禽和病害畜禽产品无害化处理管理办法》（农业农村部 2022 年底 4 次常务会议审议通过，自 2022 年 7 月 1 日起实施）执行；对于禽类排泄物和被污染或可能被污染的垫料、饲料等物品均需进行无害化处理。

禽类尸体需要运送时，应使用防漏容器，须有明显标志，并在动物防疫监督机构的监督下实施。

4.2.5 紧急免疫

对疫区和受威胁区内的所有易感禽类进行紧急免疫接种，登记免疫接种的禽群及其养禽场（户），建立免疫档案。

4.2.6 消毒

对疫点内禽舍、场地以及所有运载工具、饮水用具等必须进行严格彻底的消毒（见附件六）。

4.2.7 紧急监测

对疫区、受威胁区内禽类实施紧急疫情监测，掌握疫情动态。

4.2.8 疫源分析与追踪调查

根据流行病学调查结果，分析疫源及其可能扩散、流行的情况。

对仍可能存在的传染源，以及在疫情潜伏期和发病期间售出的禽类及其产品、可疑污染物（包括粪便、垫料、饲料等）等应立即开展追踪调查，一经查明立即按照《病死畜禽和病害畜禽产品无害化处理管理办法》采取就地销毁等无害化处理措施。

4.2.9 封锁令的解除

疫点内所有禽类及其产品按规定处理后，在动物防疫监督机构的监督指导下，对有关场所和物品进行彻底消毒。最后一只禽只扑杀21d后，经动物防疫监督机构审验合格后，由当地畜牧兽医行政管理部门向原发布封锁令的同级人民政府申请发布解除封锁令。

疫区解除封锁后，要继续对该区域进行疫情监测，6个月后如未发现新的病例，即可宣布该次疫情被扑灭。

4.2.10 处理记录

对处理疫情的全过程必须做好完整的详细记录，以备检查。

5 预防与控制

5.1 加强饲养管理，提高环境控制水平

饲养、生产、经营场所必须符合动物防疫条件，取得《动物防疫合格证》。饲养场实行全进全出饲养方式，控制人员出入，严格执行清洁和消毒程序。

鸡和水禽禁止混养，养鸡场与水禽饲养场应相互间隔3km以上，且不得共用同一水源。

养禽场要有良好的防止禽鸟（包括水禽）进入饲养区的设施，并有健全的灭鼠设施和措施。

5.2 加强消毒，做好基础防疫工作

各饲养场、屠宰厂（场）、动物防疫监督检查站等要建立严格的卫生（消毒）管理制度。

5.3 监测

5.3.1 由县级以上动物防疫监督机构组织实施。

5.3.2 监测方法

未经免疫区域：以流行病学调查、血清学监测为主（包括琼脂扩散试验、血凝抑制试验等方法），结合病原分离和毒型鉴定、毒力鉴定进行监测。

免疫区域：以病原学监测为主，结合血清学监测。

5.3.3 监测对象

以鸡、火鸡、鸭、鹅等为主，也包括鹌鹑、雉鸡、鹧鸪、鸵鸟、鸽、孔雀和候鸟等易感禽类。

5.3.4 监测环节与措施

5.3.4.1 产地监测

对未免疫和免疫的养禽场均可采用病原学监测方法进行监测。

对所有原种、曾祖代、祖代和父母代养禽场，有出口任务的养禽场，商品代养禽场每年要进行两次监测；散养禽不定期抽检。

采样比例：每群采10只禽的棉拭子，放在同一容器内，混合为一个样品，用于鸡胚接种，进行病毒分离。

对于未免疫的养禽场以血清学监测为主。

有出口任务养禽场的监测，每批次按照0.5%的比例采样；每批次数量超过10万只的，按0.1%的比例采样；其他所有养禽场每半年至少监测1次。父母代以上种禽场，每批次（群）按照0.5%的比例进行监测；商品代养禽场，每批次（群）按照0.1%的比例进行监测。散养禽不定期抽检。

每批次（群）监测数量不得少于20份。

5.3.4.2 流通环节的监测

对交易市场、禽类屠宰厂（场）、异地调入的活禽和禽产品进行不定期的病原学和血清学监测。

5.3.5 监测结果处理

监测结果要及时汇总，由省级动物防疫监督机构定期上报全国畜牧兽医总站。发现病原学和非免疫禽血清学阳性的，要按照《农业农村部动物疫情报告管理办法》的有关规定立即报告和处理。

监测中发现因使用未经农业农村部批准生产的禽流感疫苗而造成血清学阳性禽群，一律按发生禽流感疫情处理。

5.3.6 免疫

在发生疫情时，对疫区、受威胁区内的所有易感禽只进行紧急免疫；在曾发生过疫情区域的水禽，必要时也可进行免疫。

所用疫苗必须是经农业农村部批准使用的禽流感疫苗。

5.3.7 引种检疫

国内异地引入种禽及精液、种蛋时，应当先到当地动物防疫监督机构办理检疫审批手续且检疫合格。引入的种禽必须隔离饲养 21d 以上，并由动物防疫监督机构进行检测，合格后方可混群饲养。

从国外引入种禽及精液、种蛋时，按国家有关规定执行。

6 无高致病性禽流感区标准

无高致病性禽流感区，必须满足以下条件。

6.1 达到国家无规定疫病区基本条件。

6.2 有定期、快速的动物疫情报告记录。

6.3 在过去 3 年内没有发生过高致病性禽流感；在过去 6 个月内，没有接种过禽流感疫苗；停止免疫接种后，没有引进接种过禽流感疫苗的禽类。

6.4 有有效的监测体系和监测区，过去 3 年内实施疫病监测，未检出 H_5、H_7 病原或 H_5、H_7 禽流感 HI 试验阴性。

6.5 所有的报告、监测记录等有关材料准确、翔实、齐全。

6.6 若发生高致病性禽流感时,在采取扑杀措施及血清学监测的情况下,最后一只病禽扑杀后 6 个月;或采取扑杀措施、血清学监测及紧急免疫情况下,最后一只免疫禽屠宰后 6 个月,经实施有效的疫情监测和血清学检测确认后,方可重新申请无高致病性禽流感区。

附件一:
样品采集与处理

活禽病料应包括气管和泄殖腔拭子,最好是采集气管拭子。小珍禽用拭子取样易造成损伤,可采集新鲜粪便。死禽采集气管、脾、肺、肝、肾和脑等组织样品。将每群采集的 10 份棉拭子,放在同一容器内,混合为一个样品;容器中放有含有抗菌素的 pH 值为 $7.0 \sim 7.4$ 的 PBS 液。抗生素的选择视当地情况而定,组织和气管拭子悬液中应含有青霉素(2000IU/mL)、链霉素(2mg/mL),庆大霉素(50μg/mL),制霉菌素(1000IU/mL),但粪便和泄殖腔拭子所有的抗生素浓度应提高 5 倍。加入抗生素后 pH 值应调至 $7.0 \sim 7.4$。若不加抗生素,可用细菌过滤器过滤除菌。粪便、研碎的组织用含抗生素的溶液配成 $10\% \sim 20\%$(W/V)的悬液,冰浴放置 $1 \sim 2h$ 内样品应尽快处理,如来不及处理,可放在 $-70℃$ 或以下保存,若放在 $4℃$ 保存不能超过 5d。

将混合样品用抗生素制成悬液,接种到 $9 \sim 11$ 日龄鸡胚尿囊腔内,0.1mL/胚;置于 $35 \sim 37℃$ 孵育 $4 \sim 7d$,检测死胚和所有到孵化末期鸡胚尿囊液的血凝活性。用浓缩病毒和所有 A 型流感病毒共有的核衣壳或基质抗原的抗血清作免疫扩散试验,能确诊 A 型流感病毒。

测定毒株对禽的致病力方法:将感染鸡胚尿囊液用生理盐水 $1:10$ 稀释,以 0.1mL/羽的剂量翅静脉接种至少 8 只 $4 \sim 8$ 周龄的易感鸡。每日观察鸡的死亡情况,连续观察 10d。10d 内如果死亡率高于 75%,则认为本病毒毒株为高致病力。

附件二：

病原鉴定方法

增殖 A 型流感病毒的较好方法是将其接种于无特定病原体（SPF）鸡胚。粪便和组织悬液经 1000r/mim 离心 10min，上清液以 0.2mL/ 胚的剂量经尿囊腔途径接种 9～11 日龄 SPF 鸡胚，每个样品接种 5 个胚，于 37℃孵化箱内孵育 4～7d。18h 后每 8h 观察鸡胚死亡情况，死亡鸡胚或者濒死鸡胚以及孵育末期所有的鸡胚放在 4℃冷却，检测尿囊液的 HA 活力。阳性反应说明很可能有正黏病毒科的流感病毒，呈阴性反应的尿囊液至少应再接种一批鸡胚。

用 AGID 试验检测流感病毒，可证明 A 型流感病毒属所有成员共同存在的核衣壳和基质抗原。

抗原制备方法如下。

1. 用浓缩的尿囊液病毒或者用已感染的绒毛尿囊膜的提取物，这些抗原用标准血清进行标定。将含毒尿囊液以超速离心或者在酸性条件下进行沉淀以浓缩病毒。

酸性沉淀法是将 1.0mol/L HCl 加入含毒尿囊液中，调 pH 值到 4.0，将混合物置于冰浴中作用 1h，经 1000r/min，4℃离心 10min，弃去上清液。病毒沉淀物悬于甘氨 - 肌氨酸缓冲液中（含 1% 十二烷酰肌氨酸缓冲液，用 0.5mol/L 甘氨酸调 pH 值至 9.0）。沉淀物中含有核衣壳和基质多肽。

2. 用含丰富病毒核衣壳的尿囊膜制备。从尿囊液呈 HA 阳性的感染鸡胚中提取绒毛尿囊膜，将其匀浆或研碎，然后反复冻融 3 次，经 1000r/min 离心 10min，弃沉淀，取上清液用 0.1% 福尔马林处理，制备抗原。

附件三：

静脉接种致病指数（IVPI）试验操作方法

收获接种病毒的 SPF 鸡胚的感染性尿囊液，测定其血凝价大于 1/16（24 或 lg24），将含毒尿囊液用灭菌生理盐水稀释 10 倍（切忌使用抗生素），将此稀释病毒液以 0.1mL/ 羽静脉接种 10 只 6 周龄 SPF 鸡，2 只同样鸡只接种 0.1mL 稀释液作对照（对照鸡不应发病，也不计入试验鸡）。每隔 24h 检查鸡群 1 次，共观察 10d。根据每只鸡的症状用数字方法每天进行记录：正常鸡记为 0，病鸡记为 1，重病鸡记为 2，死鸡记为 3（病鸡和重病鸡的判断主要依据临床症状表现。一般而言，"病鸡"表现有下述一种症状，而"重病鸡"则表现下述多个症状，如呼吸症状、沉郁、腹泻、鸡冠和/或肉髯发绀、脸和/或头部肿胀、神经症状。死亡鸡在其死后的每次观察都记为 3）。

IVPI 值 = 每只鸡在 10d 内所有数字之和 /（10 只鸡 ×10d），如指数为 3.00，说明所有鸡 24h 内死亡；指数为 0.00，说明 10d 观察期内没有鸡表现临床症状。

当 IVPI 值大于 1.2 时，判定分离株为高致病力禽流感病毒（HPAIV）。

附件四：
琼脂凝胶免疫扩散试验（AGID）

因为 A 型流感病毒都有抗原性相似的核衣壳和基质抗原，可以利用免疫扩散试验检测 A 型流感病毒的存在与否。制备的浓缩病毒制剂含有基质和核衣壳抗原；基质抗原与核衣壳抗原相比扩散得较快。琼脂免疫扩散试验已作为常规试验方法来检测鸡与火鸡的特异性抗体，并可作为鸡群感染证据。

1 抗原制备

一般常用的核衣壳浓缩制剂是从被感染的 10 日龄鸡胚绒毛尿囊膜中获得的，将其匀浆冻融 3 次，以 1000r/min 离心 10min，取上清液加 0.1% 福尔马林或 1% β– 丙内酯灭活，再离心即可作为抗原。流感病毒感染后不是所有的禽种都能产生沉淀抗体。

2 琼脂板制备

该试验常用 1g 优质琼脂粉或 0.8～1g 琼脂糖加入 100mL

0.01mol/L、pH值7.2的8%氯化钠-磷酸缓冲液中，水浴加热融化，稍凉（60～65℃），倒入琼脂板内（厚度为3mm），待琼脂凝固后，4℃冰箱保存备用。用打孔器在琼脂板上按7孔梅花图案打孔，孔径为3～4mm，孔距为3mm。

3 加样

用移液器滴加抗原于中间孔，周围1、4孔加阳性血清，其余孔加被检血清，每孔均以加满不溢出为度，每加一个样品应换一个滴头，并设阴性对照血清。

4 感作

将琼脂板加盖保湿，置于37℃温箱。24～48h后，判定结果。

5 结果判定

5.1 阳性。[CX]阳性血清与抗原孔之间有明显沉淀线时，被检血清与抗原孔之间也形成沉淀线，并与阳性血清的沉淀线末端吻合，则被检血清判为阳性。

5.2 弱阳性。被检血清与抗原孔之间没有沉淀线，但阳性血清的沉淀线末端向被检血清孔偏弯，此被检血清判为弱阳性（需重复试验）。

5.3 阴性。被检血清与抗原孔之间不形成沉淀线，且阳性血清沉淀线直向被检血清孔，则被检血清判为阴性。

附件五：

血凝抑制（HI）试验

1 操作程序

1.1 抗原血凝效价测定

1.1.1 10%和0.5%鸡红细胞液的制备

1.1.1.1 采鸡血：用注射器吸取阿氏液约1mL，取3～10日龄SPF鸡（最少2只），心脏采血2～4mL，与阿氏液混合，放入装10mL阿氏液的离心管中混匀。

1.1.1.2 洗涤鸡红细胞：将离心管中的血液经1500～1800r/min

离心 8min，弃上清液，沉淀物加入阿氏液，轻轻混合，再经 1500～1800r/min 离心 8min，用吸管移去上清液及沉淀红细胞上层的白细胞薄膜，再多次重复以上过程后，加入阿氏液 20mL，轻轻混合成红细胞悬液，4℃保存 5d 备用。

1.1.1.3 10% 鸡红细胞悬液：取阿氏液保存不超过 5d 的红细胞，在锥形刻度离心管中离心 1500～1800r/min 8min，弃去上清液，准确观察刻度离心管中红细胞体积（mL），加入 9 倍体积（mL）的生理盐水，用吸管反复吹吸使生理盐水与红细胞混合均匀。

1.1.1.4 0.5% 鸡红细胞液：取混合均匀的 10% 鸡红细胞悬液 1mL，加入 19mL 生理盐水，混合均匀即可。

1.1.2 抗原血凝效价测定

1.1.2.1 于微量血凝板的 A-G 排各孔分别加入生理盐水 50μL。

1.1.2.2 A-G 排每排的第 1 孔加入抗原 50μL，每一种抗原的血凝效价测定应做两排检验，如 A1 孔与 B1 孔各加入新城疫病毒抗原 50μL；C1 孔与 D1 孔各加入禽流感病毒（A 型）抗原 50μL，以此类推。

1.1.2.3 用微量移液器从第 1 孔至第 12 孔对抗原作系列倍比稀释，即将第 1 孔的抗原与生理盐水用移液器反复吹吸 3 次，吸出 50μL 移至第 2 孔，用生理盐水清洗吸头 3 次后，再用于下一个孔的混合，以此类推，直至第 12 孔，从第 12 孔吸出 50μL 弃去，此孔抗原的最终稀释度为 1:4096。

1.1.2.4 每孔中加入 0.5% 鸡红细胞悬液 50μL，包括 H11 孔与 H12 孔。

1.1.2.5 将血凝板置振荡器上中速振荡 1～2min。

1.1.2.6 置室温（18～22℃）感作 45min。

1.1.2.7 抗原血凝价判定：感作完毕，观察血凝板，判读结果（见表 1）。

表1 血凝试验结果判读标准

类别	孔底所见	结果
1	红细胞全部凝集，均匀铺于孔底，即100%红细胞凝集	++++
2	红细胞凝集基本同上，但孔底有大圈	+++
3	红细胞于孔底形成中等大的圈，四周有小凝块	++
4	红细胞于孔底形成小圆点，四周有少许凝集块	+
5	红细胞于孔底呈小圆点，边缘光滑整齐，即红细胞完全不凝集	-

能使红细胞完全凝集（100%凝集，++++）的抗原最高稀释度为该抗原的血凝效价，此效价为1个血凝单位。注意对照孔应呈现完全不凝集（-），否则此次检验无效。

1.2 血凝抑制试验

1.2.1 被检血清样品准备

1.2.1.1 血清灭活：被检血清，包括阳性、阴性血清，56℃水浴30～45min，以破坏补体及血凝抑制因子。

1.2.2 抗原准备

禽流感病毒（A型）作血凝抑制试验时各种抗原所用血凝单位是8个与4个血凝单位。

8个血凝单位抗原的配置：如果某抗原的血凝效价为1∶1024，8个血凝单位为1024/8=128（即1∶128），取生理盐水11.8mL，加入1∶10稀释的抗原1.0mL，混合均匀即为1∶128稀释液。

1.2.3 抗原血凝效价的重测定

1.2.3.1 为了确保血凝抑制试验时使用抗原的活性，有必要对已配置的8个血凝单位抗原进行血凝效价的重测定，此项试验常与血凝抑制试验同时进行。

1.2.3.2 A-H各排第1孔分别加入100μL 8个血凝单位抗原。

1.2.3.3 A-H各排第2～8孔分别加入生理盐水50μL。

1.2.3.4 将抗原分别作系列倍比稀释至第8孔，从第8孔吸出50μL弃去。

1.2.3.5 每孔加0.5%鸡红细胞悬液50μL。

1.2.3.6 将血凝板置微量振荡器振荡 1～2min。

1.2.3.7 室温（18～22℃）感作 45min。

1.2.3.8 观察结果，若血凝单位偏离两个以上稀释度，则血凝抑制试验无效。若血凝单位偏离 1 个稀释度，属可校正范围，按常规对被检血清的血凝抑制效价进行校正。

1.2.4 血凝抑制试验

1.2.4.1 血凝板每排检测一份被检血清。第 1 孔分别加入被检血清 20μL，再加入生理盐水 80μL，被检血清稀释度为 1：5。

1.2.4.2 设阳性血清和阴性血清对照。

1.2.4.3 每排第 2 孔分别加入 50μL 8 个单位抗原，第 3～11 孔分别加入 50μL 4 个单位抗原。

1.2.4.4 用移液器自第 1 孔吹吸 3 次后，取出 50μL 移至第 2 孔，以此倍比稀释至第 11 孔，从 11 孔吸出 50μL 弃去。

1.2.4.5 第 1 孔为血清对照，第 2 孔被检血清为 1：10 稀释，第 3 孔为 1：20，第 4 孔为 1：40，以此类推，第 11 孔为 1：5120。

1.2.4.6 每孔加入 0.5% 鸡红细胞悬液 50μL。

1.2.4.7 将血凝板置微量振荡器上振荡 1～2min。

1.2.4.8 置室温（18～22℃）感作 45min。

1.2.4.9 感作完毕，将血凝板倾斜 70°，凡沉淀于孔底的红细胞沿倾斜面向下呈线状流动，呈现与红细胞对照孔一样者为完全不凝集孔。出现完全不凝集的血清最高稀释度为该被检血清血凝抑制效价。

2 结果判定

禽流感（A 型）的血凝抑制效价 ≥ 1：10 为阳性。

该试验中，鸡血清极少出现非特异性阳性反应，被检血清不必进行预处理。其他禽类血清可能对鸡红细胞有非特异性凝集反应，可用鸡红细胞对被检血清进行吸附，以除去这种非特异性凝集特性。方法是在每 0.5mL 的被检血清中加入 0.025mL 的鸡红细胞，轻摇后静置 30min 以上，1500r/min 离心 2～5min。也可用不具有特异性抗体的被检禽红细胞代替鸡红细胞。

附件六：

消　毒

1 药品种类

烧碱、醛类、氧化剂类、氯制剂类、双季铵盐类等。

2 消毒范围

禽舍地面及内外墙壁，舍外环境，饲养、饮水等用具，运输等设施设备以及其他一切可能被污染的场所和设施设备。

3 消毒前的准备

3.1 消毒前必须清除有机物、污物、粪便、饲料、垫料等。

3.2 消毒药品必须选用对禽流感病毒有效的。

3.3 备有喷雾器、火焰喷射枪、消毒车辆、消毒防护器械（如口罩、手套、防护靴等）、消毒容器等。

4 消毒方法

4.1 金属设施设备的消毒，可采取火焰、熏蒸等方式消毒。

4.2 禽舍、场地、车辆等，可采用消毒液清洗、喷洒等方式消毒。

4.3 养禽场的饲料、垫料等，可采取堆积发酵或焚烧等方式处理。

4.4 粪便等可采取堆积密封发酵或焚烧等方式处理。

4.5 饲养、管理等人员可采取淋浴消毒。

4.6 衣、帽、鞋等可能被污染的物品，可采取消毒液浸泡、高压灭菌等方式消毒。

4.7 疫区范围内办公、饲养人员的宿舍、公共食堂等场所，可采用喷洒的方式消毒。

4.8 屠宰加工、贮藏等场所以及区域内池塘等水域的消毒可采取相应的方式进行，避免造成污染。

第二节 布鲁氏菌病防治技术规范

布鲁氏菌病（Brucellosis，也称布氏杆菌病，以下简称布病）是由布鲁氏菌属细菌引起的人兽共患的常见传染病。我国将其列为二类动物疫病。

为了预防、控制和净化布病，依据《中华人民共和国动物防疫法》及有关的法律法规，制定本规范。

1 适用范围

本规范规定了动物布病的诊断、疫情报告、疫情处理、防治措施、控制和净化标准。

本规范适用于中华人民共和国境内一切从事饲养、经营动物和生产、经营动物产品，以及从事动物防疫活动的单位和个人。

2 诊断

2.1 流行特点

多种动物和人对布鲁氏菌易感。

布鲁氏菌属的6个种和主要易感动物见下表：

种	主要易感动物
羊种布鲁氏菌（*Brucella melitensis*）	羊、牛
牛种布鲁氏菌（*Brucella abortus*）	牛、羊
猪种布鲁氏菌（*Brucella suis*）	猪
绵羊附睾种布鲁氏菌（*Brucella ovis*）	绵羊
犬种布鲁氏菌（*Brucella canis*）	犬
沙林鼠种布鲁氏菌（*Brucella neotomae*）	沙林鼠

布鲁氏菌是一种细胞内寄生的病原菌，主要侵害动物的淋巴系统和生殖系统。病畜主要通过流产物、精液和乳汁排菌，污染环境。

羊、牛、猪的易感性最强。母畜比公畜，成年畜比幼年畜发病多。在母畜中，第一次妊娠母畜发病较多。带菌动物，尤其是病畜的流产胎儿、胎衣是主要传染源。消化道、呼吸道、生殖道是主要的感染途径，也可通过损伤的皮肤、黏膜等感染。常呈地方性流行。

人主要通过皮肤、黏膜、消化道和呼吸道感染，尤其以感染羊种布鲁氏菌、牛种布鲁氏菌最为严重。猪种布鲁氏菌感染人较少见，犬种布鲁氏菌感染人罕见，绵羊附睾种布鲁氏菌、沙林鼠种布鲁氏菌基本不感染人。

2.2 临床症状

潜伏期一般为14~180d。

最显著症状是怀孕母畜发生流产，流产后可能发生胎衣滞留和子宫内膜炎，从阴道流出污秽不洁、恶臭的分泌物。新发病的畜群流产较多；老疫区畜群发生流产的较少，但发生子宫内膜炎、乳房炎、关节炎、胎衣滞留、久配不孕的较多。公畜往往发生睾丸炎、附睾炎或关节炎。

2.3 病理变化

主要病变为生殖器官的炎性坏死，脾、淋巴结、肝、肾等器官形成特征性肉芽肿（布病结节）。有的可见关节炎。胎儿主要呈败血症病变，浆膜和黏膜有出血点和出血斑，皮下结缔组织发生浆液性、出血性炎症。

2.4 实验室诊断

2.4.1 病原学诊断

2.4.1.1 显微镜检查

采集流产胎衣、绒毛膜水肿液、肝、脾、淋巴结、胎儿胃内容物等组织，制成抹片，用柯兹罗夫斯基染色法染色，镜检，布鲁氏菌为红色球杆状小杆菌，而其他菌为蓝色。

2.4.1.2 分离培养

新鲜病料可用胰蛋白胨琼脂面或血液琼脂斜面、肝汤琼脂斜面、3% 甘油 0.5% 葡萄糖肝汤琼脂斜面等培养基培养；若为陈旧病料或污染病料，可用选择性培养基培养。培养时，一份在普通条件下，另一份放于含有 5%～10% 二氧化碳的环境中，37℃培养 7～10d。然后进行菌落特征检查和单价特异性抗血清凝集试验。为使防治措施有更好的针对性，还须做种型鉴定。

如病料被污染或含菌极少时，可将病料用生理盐水稀释 5～10 倍，健康豚鼠腹腔内注射 0.1～0.3mL/只。如果病料腐败时，可接种于豚鼠的股内侧皮下。接种后 4～8 周，将豚鼠扑杀，从肝、脾分离培养布鲁氏菌。

2.4.2 血清学诊断

2.4.2.1 虎红平板凝集试验（RBPT）（见 GB/T 18646）。

2.4.2.2 全乳环状试验（MRT）（见 GB/T 18646）。

2.4.2.3 试管凝集试验（SAT）（见 GB/T 18646）。

2.4.2.4 补体结合试验（CFT）（见 GB/T 18646）。

2.5 结果判定

县级以上动物防疫监督机构负责布病诊断结果的判定。

2.5.1 具有 2.1、2.2 和 2.3 时，判定为疑似疫情。

2.5.2 符合 2.5.1，且 2.4.1.1 或 2.4.1.2 阳性时，判定为患病动物。

2.5.3 未免疫动物的结果判定如下。

2.5.3.1 2.4.2.1 或 2.4.2.2 阳性时，判定为疑似患病动物。

2.5.3.2 2.4.1.2 或 2.4.2.3 或 2.4.2.4 阳性时，判定为患病动物。

2.5.3.3 符合 2.5.3.1 但 2.4.2.3 或 2.4.2.4 阴性时，30d 后应重新采样检测，2.4.2.1 或 2.4.2.3 或 2.4.2.4 阳性的判定为患病动物。

3 疫情报告

3.1 任何单位和个人发现疑似疫情，应当及时向当地动物防疫监督机构报告。

3.2 动物防疫监督机构接到疫情报告并确认后，按《动物疫情报告管理办法》及有关规定及时上报。

4 疫情处理

4.1 发现疑似疫情，畜主应限制动物移动；对疑似患病动物应立即隔离。

4.2 动物防疫监督机构要及时派员到现场进行调查核实，开展实验室诊断。确诊后，当地人民政府组织有关部门按下列要求处理。

4.2.1 扑杀

对患病动物全部扑杀。

4.2.2 隔离

对受威胁的畜群（病畜的同群畜）实施隔离，可采用圈养和固定草场放牧两种方式隔离。

隔离饲养用草场，不要靠近交通要道，居民点或人畜密集的地区。场地周围最好有自然屏障或人工栅栏。

4.2.3 无害化处理

患病动物及其流产胎儿、胎衣、排泄物、乳、乳制品等按照《病死畜禽和病害畜禽产品无害化处理管理办法》进行无害化处理。

4.2.4 流行病学调查及检测

开展流行病学调查和疫源追踪；对同群动物进行检测。

4.2.5 消毒

对患病动物污染的场所、用具、物品严格进行消毒。

饲养场的金属设施、设备可采取火焰、熏蒸等方式消毒；养畜场的圈舍、场地、车辆等，可选用2%烧碱等有效消毒药消毒；饲养场的饲料、垫料等，可采取深埋发酵处理或焚烧处理；粪便消毒采取堆积密封发酵方式。皮毛消毒用环氧乙烷、福尔马林熏蒸等。

4.2.6 发生重大布病疫情时，当地县级以上人民政府应按照《重大动物疫情应急条例》有关规定，采取相应的扑灭措施。

5 预防和控制

非疫区以监测为主；稳定控制区以监测净化为主；控制区和疫区实行监测、扑杀和免疫相结合的综合防治措施。

5.1 免疫接种

5.1.1 范围

疫情呈地方性流行的区域，应采取免疫接种的方法。

5.1.2 对象

免疫接种范围内的牛、羊、猪、鹿等易感动物。根据当地疫情，确定免疫对象。

5.1.3 疫苗选择

布病疫苗 S2 株（以下简称 S2 疫苗）、M5 株（以下简称 M5 疫苗）、S19 株（以下简称 S19 疫苗）以及经农业农村部批准生产的其他疫苗。

5.2 监测

5.2.1 监测对象和方法

监测对象：牛、羊、猪、鹿等动物。

监测方法：采用流行病学调查、血清学诊断方法，结合病原学诊断进行监测。

5.2.2 监测范围、数量

免疫地区：对新生动物、未免疫动物、免疫一年半或口服免疫一年以后的动物进行监测（猪可在口服免疫半年后进行）。监测至少每年进行 1 次，牧区县抽检 300 头（只）以上，农区和半农半牧区抽检 200 头（只）以上。

非免疫地区：监测至少每年进行 1 次。达到控制标准的牧区县抽检 1000 头（只）以上，农区和半农半牧区抽检 500 头（只）以上；达到稳定控制标准的牧区县抽检 500 头（只）以上，农区和半农半牧区抽检 200 头（只）以上。

所有的奶牛、奶山羊和种畜每年应进行两次血清学监测。

5.2.3 监测时间

对成年动物监测时，猪、羊在 5 月龄以上，牛在 8 月龄以上，怀孕动物则在第 1 胎产后半个月至 1 个月间进行；对 S2、M5、S19 疫苗免疫接种过的动物，在接种后 18 个月（猪接种后 6 个月）

进行。

5.2.4 监测结果的处理

按要求使用和填写监测结果报告,并及时上报。

判断为患病动物时,按第 4 项规定处理。

5.3 检疫

异地调运的动物,必须来自非疫区,凭当地动物防疫监督机构出具的检疫合格证明调运。

动物防疫监督机构应对调运的种用、乳用、役用动物进行实验室检测。检测合格后,方可出具检疫合格证明。调入后应隔离饲养 30d,经当地动物防疫监督机构检疫合格后,方可解除隔离。

5.4 人员防护

饲养人员每年要定期进行健康检查。发现患有布病的应调离岗位,及时治疗。

5.5 防疫监督

布病监测合格应为奶牛场、种畜场《动物防疫合格证》发放或审验的必备条件。动物防疫监督机构要对辖区内奶牛场、种畜场的检疫净化情况监督检查。

鲜奶收购点(站)必须凭奶牛健康证明收购鲜奶。

6 控制和净化标准

6.1 控制标准

6.1.1 县级控制标准

连续 2 年以上具备以下 3 项条件。

6.1.1.1 对未免疫或免疫 18 个月后的动物,牧区抽检 3000 份血清以上,农区和半农半牧区抽检 1000 份血清以上,用试管凝集试验或补体结合试验进行检测。

试管凝集试验阳性率:羊、鹿 0.5% 以下,牛 1% 以下,猪 2% 以下。

补体结合试验阳性率:各种动物阳性率均在 0.5% 以下。

6.1.1.2 抽检羊、牛、猪流产物样品共 200 份以上(流产物数量不足时，补检正常产胎盘、乳汁、阴道分泌物或屠宰畜脾脏），检不出布鲁氏菌。

6.1.1.3 患病动物均已扑杀，并进行无害化处理。

6.1.2 市级控制标准

全市所有县均达到控制标准。

6.1.3 省级控制标准

全省所有市均达到控制标准。

6.2 稳定控制标准

6.2.1 县级稳定控制标准

按控制标准的要求的方法和数量进行，连续3年以上具备以下3项条件。

6.2.1.1 羊血清学检查阳性率在0.1%以下、猪在0.3%以下；牛、鹿0.2%以下。

6.2.1.2 抽检羊、牛、猪等动物样品材料检不出布鲁氏菌。

6.2.1.3 患病动物全部扑杀，并进行了无害化处理。

6.2.2 市级稳定控制标准

全市所有县均达到稳定控制标准。

6.2.3 省级稳定控制标准

全省所有市均达到稳定控制标准。

6.3 净化标准

6.3.1 县级净化标准

按控制标准要求的方法和数量进行，连续2年以上具备以下2项条件。

6.3.1.1 达到稳定控制标准后，全县范围内连续两年无布病疫情。

6.3.1.2 用试管凝集试验或补体结合试验进行检测，全部阴性。

6.3.2 市级净化标准

全市所有县均达到净化标准。

6.3.3 省级净化标准

全省所有市均达到净化标准。

6.3.4 全国净化标准

全国所有省（市、自治区）均达到净化标准。

第三节 狂犬病防治技术规范

狂犬病（Rabies）是由弹状病毒科狂犬病毒属的狂犬病病毒引起的人畜共患急性传染病。世界动物卫生组织（WOAH）将其列为B类动物疫病，我国将其列为二类动物疫病。

为了预防、控制和消灭狂犬病，依据《中华人民共和国动物防疫法》及有关法律法规，特制定本规范。

1 适用范围

本规范规定了狂犬病的诊断、疫情报告、疫情处理、防治措施、控制和消灭标准。

本规范适用于中华人民共和国境内一切从事饲养、经营动物和生产、经营动物产品，以及从事动物防疫活动的单位和个人。

2 诊断

根据本病的流行特点和临床特征可作出初步诊断，确诊须做实验室诊断。

2.1 流行特点

人和多种动物对本病都有易感性。在自然界中，犬科和猫科中的很多动物常成为狂犬病的传染源和带毒者的贮存宿主，无症状和顿挫型感染动物可长期通过唾液排毒，并成为主要的传染源。本病主要通过患病动物咬伤而感染，健康动物皮肤黏膜损伤处接触病畜的唾液亦可感染。

2.2 临床特征

潜伏期一般为6个月，有的长达1年以上。

特征为狂躁不安、意识紊乱，死亡率可达100%。一般分为两种类型，即狂暴型和麻痹型。

2.2.1 犬

狂暴型可分为前驱期、兴奋期和麻痹期。

2.2.1.1 前驱期或沉郁期

此期约为半天到两天。病犬精神沉郁，常躲在暗处，不愿和人接近或不听呼唤，强迫牵引则咬畜主；食欲反常，喜吃异物，喉头轻度麻痹，吞咽时颈部伸展；瞳孔散大，反射机能亢进，轻度刺激即易兴奋，有时望空捕咬；性欲亢进，嗅舔自己或其他犬的性器官，唾液分泌逐渐增多，后躯软弱。

2.2.1.2 兴奋期或狂暴期

此期2～4d。病犬高度兴奋，表现狂暴并常攻击人畜，狂暴发作往往和沉郁交替出现。病犬疲劳卧地不动，但不久又立起，表现一种特殊的斜视惶恐表情，当再次受到外界刺激时，又出现一次新的发作。狂乱攻击，自咬四肢、尾及阴部等。随病势发展，陷于意识障碍，反射紊乱，狂咬；显著消瘦，吠声嘶哑，眼球凹陷，散瞳或缩瞳，下颌麻痹，流涎和夹尾等。

2.2.1.3 麻痹期

约1～2d。麻痹急剧发展，下颌下垂，舌脱出口外，流涎显著，不久后躯及四肢麻痹，卧地不起，最后因呼吸中枢麻痹或衰竭而死。

整个病程为6～8d，少数病例可延长至10d。

犬的沉郁期、兴奋期很短或轻微表现即转入麻痹期。表现喉头、下颌、后躯麻痹、流涎、张口、吞咽困难和恐水等，经2～4d死亡。

2.2.2 牛

随病程发展表现为起卧不安，前肢刨地，有阵发性兴奋和冲击动作，如试图挣脱绳索、冲撞墙壁、跃踏饲槽、磨牙、性欲亢进、流涎等，一般少有攻击人畜现象。当兴奋发作后，常有短暂停歇后再次发作，并逐渐出现麻痹症状，如吞咽麻痹、伸颈、流涎、臌气、里急后重等，最后倒地不起，衰竭而死。

2.2.3 马

病初往往可见被咬伤局部奇痒，以致摩擦出血，性欲亢进。兴奋时亦冲击其他动物或人，有时将自体咬伤，异食木片和粪便等。最后发生麻痹，口角流出唾液，不能饮食，衰竭而死。

2.2.4 羊

病例少见。症状与牛相似，多无兴奋症状或兴奋期较短。表现起卧不安，性欲亢进，并有攻击其他动物的现象。常舔咬伤口，使之经久不愈，末期发生麻痹。

2.2.5 猪

兴奋不安，横冲直撞，叫声嘶哑，流涎，反复用鼻掘地面，攻击人畜。在发作间歇期间，常钻入垫草中，稍有音响即一跃而起，无目的地乱跑，最后发生麻痹症状，2～4d后死亡。

2.2.6 猫

一般呈狂暴型，症状与犬相似，但病程较短，出现症状后2～4d死亡。在疾病发作时攻击其他动物和人。

2.3 实验室诊断

2.3.1 内基氏小体（包涵体）检查（见 GB/T18639）

2.3.2 免疫荧光试验（见 GB/T18639）

2.3.3 小鼠和细胞培养物感染试验（见 GB/T18639）

2.4 结果判定

2.4.1 经内基氏小体（包涵体）检查，检出内基氏小体，即判为感染畜。

2.4.2 经免疫荧光试验，凡在神经细胞浆内发现特异性荧光，均判为狂犬病病毒感染畜。

2.4.3 经小鼠感染试验，试验小鼠呈现痉挛、麻痹等神经症状并死亡，可确诊为狂犬病病毒感染畜。如果症状不典型，可扑杀取脑，采用内基氏小体检查和免疫荧光试验鉴定。细胞培养物感染试验时，经免疫荧光试验证实有特异性荧光可确诊为狂犬病病毒感染畜。

3 疫情报告

3.1 任何单位和个人发现患有本病或者疑似本病的动物，都应当立即向当地动物防疫监督机构报告。

3.2 动物防疫监督机构接到疫情报告后，按《动物疫情报告管理办法》及有关规定上报。

4 疫情处理

4.1 发现疑似狂犬病动物后，畜主应立即隔离疑似患畜，限制其移动。动物防疫监督机构要及时派员到现场进行调查核实、诊断，并根据诊断结果采取相应措施。

4.2 确诊后，县级以上人民政府畜牧兽医行政管理部门应当按照以下规定划定疫点、疫区和受威胁区，按有关规定向同级人民政府申请发布封锁令。同时向当地卫生行政管理部门通报。

4.2.1 疫点

感染及患病动物所在的养殖场（户）、有关屠宰经营单位或者其他暂时饲养或存放场所。

4.2.2 疫区

感染及患病动物所在的自然村（屯）、饲养场以及发病前3个月经常活动的地区。疫区划分时注意考虑当地的饲养环境和天然屏障（如河流、山脉等）。

4.2.3 受威胁区

疫区邻近的自然村（屯）、住宅小区和单位。

4.3 扑杀

立即采取不放血方式扑杀所有感染、患病动物和被患病动物咬（抓）伤的动物。在临床症状典型，严重危害人畜健康时，由动物防疫监督机构的不少于两名具有兽医师以上职称的人员作出的临床诊断结论，即可扑杀销毁。

4.4 隔离

对感染、患病动物的同群畜应分个体单独圈（拴）养、观察。

在30d内出现临床症状，予以扑杀；30d时采集隔离动物的唾液，用小鼠和细胞培养物感染试验或酶联免疫吸附试验（ELISA）进行病毒检测，阳性的予以扑杀、销毁；间隔30d，再对其他观察动物进行检测，直至全部阴性为止。

4.5 紧急免疫接种

被咬（抓）伤的动物，12h以内用ERA弱毒疫苗或其他疫苗进行免疫接种；对疫区内所有易感动物进行紧急免疫接种。

4.6 无害化处理

对扑杀的动物尸体、排泄物按照《病死畜禽和病害畜禽产品无害化处理管理办法》进行无害化处理。对粪便、垫料污染物等进行焚毁；栏舍、用具、污染场所必须进行彻底消毒。

4.7 封锁的解除

封锁的疫区内最后一头染疫动物被扑杀，并经彻底消毒等处理后，对疫区内监测60d以上，没有发现新病例；对疫区内所有易感动物进行了免疫接种，并对所污染场所、设施设备和受污染的其他物品彻底消毒后，经动物防疫监督机构检验合格，由原发布封锁令机关解除封锁。

5 预防与控制

5.1 免疫接种

对所有犬实行强制性免疫，每年1次。经免疫接种过的动物发放统一的动物免疫证明，佩戴免疫标记。

5.2 监测

每年进行1～2次监测，犬只抽检比例不得少于0.1%，采集新鲜唾液用小鼠和细胞培养物感染试验或酶联免疫吸附试验（ELISA）进行监测。

5.3 引种检疫

国内异地引进动物时，应从非疫区引进。经当地动物防疫监督机构检疫，装运之日无临床症状；自出生或装运前12个月一直在至少12个月没有报告发生过狂犬病的养殖场饲养；引进犬和猫时，在装运前一年内还应接种过狂犬病疫苗。

从国外引进动物时，按国家有关规定实施检疫。

6 控制和消灭标准

6.1 控制标准

6.1.1 县级稳定控制标准必须满足以下3个条件。

A. 全县（市、区、旗）范围内，犬、猫、牛、羊、猪年发病总数不超过10头（只）。

B. 全县（市、区、旗）范围内，连续两年按照0.1%比例抽检犬只，监测的阳性率在0.5%以下。

C. 检出的阳性动物全部扑杀，并做无害化处理。

6.1.2 地级控制标准

全地（市、盟、州）所有县（市、区、旗）均达到控制标准。

6.1.3 省级控制标准

全省所有市（地、盟、州）均达到控制标准。

6.1.4 全国控制标准

全国所有省（市、自治区）均达到控制标准。

6.2 稳定控制标准

连续3年达到控制标准的区域，视为相应区域已达到稳定控制标准。

6.3 消灭标准

6.3.1 达到稳定控制标准后，连续5年无临床发病动物。

6.3.2 在一定区域范围内，连续两年按0.1%比例抽检，进行血清学试验检查，均为阴性者。

具备上述二项标准的区域，视为相应区域已达到消灭标准。

第四节 炭疽防治技术规范

炭疽（Anthrax）是由炭疽芽孢杆菌引起的一种人畜共患传染病。世界动物卫生组织（WOAH）将其列为必须报告的动物疫病，我国将其列为二类动物疫病。

为预防和控制炭疽，依据《中华人民共和国动物防疫法》和其他相关法律法规，制定本规范。

1 适用范围

本规范规定了炭疽的诊断、疫情报告、疫情处理、防治措施和控制标准。

本规范适用于中华人民共和国境内一切从事动物饲养、经营及其产品的生产、经营的单位和个人，以及从事动物防疫活动的单位和个人。

2 诊断

依据本病流行病学调查、临床症状，结合实验室诊断结果做出综合判定。

2.1 流行特点

本病为人畜共患传染病，各种家畜、野生动物及人对本病都有不同程度的易感性。草食动物最易感，其次是杂食动物，最后是肉食动物，家禽一般不感染。人也易感。

患病动物和因炭疽而死亡的动物尸体以及污染的土壤、草地、水、饲料都是本病的主要传染源，炭疽芽孢对环境具有很强的抵抗力，其污染的土壤、水源及场地可形成持久的疫源地。本病主要经消化道、呼吸道和皮肤感染。

本病呈地方性流行。有一定的季节性，多发生在吸血昆虫多、雨水多、洪水泛滥的季节。

2.2 临床症状

2.2.1 本规范规定本病的潜伏期为20d。

2.2.2 典型症状

本病主要呈急性经过，多以突然死亡、天然孔出血、尸僵不全为特征。

牛：体温升高常达41℃以上，可视黏膜呈暗紫色，心动过速、呼吸困难。呈慢性经过的病牛，在颈、胸前、肩胛、腹下或外阴部常见水肿；皮肤病灶温度增高，坚硬，有压痛，也可发生坏死，有时形成溃疡；颈部水肿常与咽炎和喉头水肿相伴发生，致使呼吸困难加重。急性病例一般经 24～36h 后死亡，亚急性病例一般经 2～5d 后死亡。

马：体温升高，腹下、乳房、肩及咽喉部常见水肿。舌炭疽多见呼吸困难、发绀；肠炭疽腹痛明显。急性病例一般经 24～36h 后死亡，有炭疽痈时，病程可达 3～8d。

羊：多表现为最急性（猝死）病症，摇摆、磨牙、抽搐，挣扎、突然倒毙，有的可见从天然孔流出带气泡的黑红色血液。病程稍长者也只持续数小时后死亡。

猪：多为局限性变化，呈慢性经过，临床症状不明显，常在宰后见病变。

犬和其他肉食动物临床症状不明显。

2.3 病理变化

死亡患病动物可视黏膜发绀、出血。血液呈暗紫红色，凝固不良，黏稠似煤焦油状。皮下、肌间、咽喉等部位有浆液性渗出及出血。淋巴结肿大、充血，切面潮红。脾脏高度肿胀，达正常数倍，脾髓呈黑紫色。

严禁在非生物安全条件下进行疑似患病动物、患病动物的尸体剖检。

2.4 实验室诊断

实验室病原学诊断必须在相应级别的生物安全实验室进行。

2.4.1 病原鉴定

2.4.1.1 样品采集、包装与运输

按照 NY/T 561 2.1.2、4.1、5.1 执行。

2.4.1.2 病原学诊断

炭疽的病原分离及鉴定（见 NY/T 561）。

2.4.2 血清学诊断

炭疽沉淀反应（见 NY/T 561）。

2.4.3 分子生物学诊断

聚合酶链式反应（PCR）。

3 疫情报告

3.1 任何单位和个人发现患有本病或者疑似本病的动物，都应立即向当地动物防疫监督机构报告。

3.2 当地动物防疫监督机构接到疫情报告后，按国家动物疫情报告管理的有关规定执行。

4 疫情处理

依据本病流行病学调查、临床症状，结合实验室诊断作出的综合判定结果可作为疫情处理依据。

4.1 当地动物防疫监督机构接到疑似炭疽疫情报告后，应及时派员到现场进行流行病学调查和临床检查，采集病料送符合规定的实验室诊断，并立即隔离疑似患病动物及同群动物，限制移动。

对病死动物尸体，严禁进行开放式解剖检查，采样时必须按规定进行，防止病原污染环境，形成永久性疫源地。

4.2 确诊为炭疽后，必须按下列要求处理。

4.2.1 由所在地县级以上兽医主管部门划定疫点、疫区、受威胁区。

疫点：指患病动物所在地点。一般是指患病动物及同群动物所在畜场（户组）或其他有关屠宰、经营单位。

疫区：指由疫点边缘外延 3km 范围内的区域。在实际划分疫区时，应考虑当地饲养环境和自然屏障（如河流、山脉等）以及气象因素，科学确定疫区范围。

受威胁区：指疫区外延 5km 范围内的区域。

4.2.2 本病呈零星散发时，应对患病动物作无血扑杀处理，对同群动物立即进行强制免疫接种，并隔离观察 20d。对病死动物及排泄物、可能被污染饲料、污水等按附件的要求进行无害化处理；对可能被污染的物品、交通工具、用具、动物舍进行严格彻底消毒。疫区、受威胁区所有易感动物进行紧急免疫接种。对病死动物尸体严禁进行开放式解剖检查，采样必须按规定进行，防止病原污染环境，形成永久性疫源地。

4.2.3 本病呈暴发流行时（1个县10d内发现5头以上的患病动物），要报请同级人民政府对疫区实行封锁；人民政府在接到封锁报告后，应立即发布封锁令，并对疫区实施封锁。

疫点、疫区和受威胁区采取的处理措施如下。

4.2.3.1 疫点

出入口必须设立消毒设施。限制人、易感动物、车辆进出和动物产品及可能受污染的物品运出。对疫点内动物舍、场地以及所有运载工具、饮水用具等必须进行严格彻底地消毒。

患病动物和同群动物全部进行无血扑杀处理。其他易感动物紧急免疫接种。

对所有病死动物、被扑杀动物，以及排泄物和可能被污染的垫料、饲料等物品产品按附件要求进行无害化处理。

动物尸体需要运送时，应使用防漏容器，须有明显标志，并在动物防疫监督机构的监督下实施。

4.2.3.2 疫区

交通要道建立动物防疫监督检查站，派专人监管动物及其产品的流动，对进出人员、车辆须进行消毒。停止疫区内动物及其产品的交易、移动。所有易感动物必须圈养，或在指定地点放养；对动物舍、道路等可能污染的场所进行消毒。

对疫区内的所有易感动物进行紧急免疫接种。

4.2.3.3 受威胁区

对受威胁区内的所有易感动物进行紧急免疫接种。

4.2.3.4 进行疫源分析与流行病学调查

4.2.3.5 封锁令的解除

最后1头患病动物死亡或患病动物和同群动物扑杀处理后20d内不再出现新的病例，进行终末消毒后，经动物防疫监督机构审验合格后，由当地兽医主管部门向原发布封锁令的机关申请发布解除封锁令。

4.2.4 处理记录

对处理疫情的全过程必须做好完整的详细记录，建立档案。

5 预防与控制

5.1 环境控制

饲养、生产、经营场所和屠宰场必须符合《动物防疫条件审核管理办法》（农业部〔2002〕15号令）规定的动物防疫条件，建立严格的卫生（消毒）管理制度。

5.2 免疫接种

5.2.1 各省根据当地疫情流行情况，按农业部制订的免疫方案，确定免疫接种对象、范围。

5.2.2 使用国家批准的炭疽疫苗，并按免疫程序进行适时免疫接种，建立免疫档案。

5.3 检疫

5.3.1 产地检疫

按《动物检疫管理办法》实施检疫。检出炭疽阳性动物时，按本规范4.2.2规定处理。

5.3.2 屠宰检疫

按NY467和《动物检疫管理办法》对屠宰的动物实施检疫。

5.4 消毒

对新老疫区进行经常性消毒，雨季要重点消毒。皮张、毛等按照附件实施消毒。

5.5 人员防护

动物防疫检疫、实验室诊断及饲养场、畜产品及皮张加工企业工作人员要注意个人防护，参与疫情处理的有关人员，应穿防护服、戴口罩和手套，做好自身防护。

附件

无害化处理

1 炭疽动物尸体处理

应结合远离人们生活、水源等因素考虑，因地制宜，就地焚烧。如需移动尸体，先用5%福尔马林消毒尸体表面，然后搬运，并将原放置尸地及尸体天然孔出血及渗出物用5%福尔马林浸渍消毒数次，在搬运过程中避免污染沿途路段。焚烧时将尸体垫起，用油或木柴焚烧，要求燃烧彻底。无条件进行焚烧处理时，也可按规定进行深埋处理。

2 粪肥、垫料、饲料的处理

被污染的粪肥、垫料、饲料等，应混以适量干碎草，在远离建筑物和易燃品处堆积彻底焚烧，然后取样检验，确认无害后，方可用作肥料。

3 房屋、厩舍处理

开放式房屋、厩舍可用5%福尔马林喷洒消毒三遍，每次浸渍2h。也可用20%漂白粉液喷雾，200mL/m^{2}作用2h。对砖墙、土墙、地面污染严重处，在离开易燃品条件下，亦可先用酒精或汽油喷灯地毯式喷烧1遍，然后再用5%福尔马林喷洒消毒3遍。

对可密闭房屋及室内橱柜、用具消毒，可用福尔马林熏蒸。在室温18℃条件下，对每25～30m^{3}空间，用10%浓甲醛液（内含37%甲醛气体）约4000mL，用电煮锅蒸4h。蒸前先将门窗关闭，通风孔隙用高粘胶纸封严，工作人员戴专用防毒面具操作。密封8～12h后，打开门窗换气，然后使用。

熏蒸消毒效果测定，可用浸有炭疽弱毒菌芽孢的纸片，放在含组氨酸的琼脂平皿上，待熏后取出置37℃培养24h，如无细菌生长即认为消毒有效。

也可选择其他消毒液进行喷洒消毒，如4%戊二醛（pH值8.0～8.5）2h浸洗、5%甲醛（约15%福尔马林）2h、3% H_2O_2 2h 或过氧乙酸2h。其中，H_2O_2和过氧乙酸不宜用于有血液存在的环境消毒；过氧乙酸不宜用于金属器械消毒。

4 泥浆、粪汤处理

猪、牛等动物死亡污染的泥浆、粪汤，可用20%漂白粉液1份（处理物2份），作用2h；或甲醛溶液50～100mL/m³比例加入，每天搅拌1～2次，消毒4d，即可撒到野外或田里，或掩埋处理（即作深埋处理）。

5 污水处理

按水容量加入甲醛溶液，使其含甲醛液量达到5%，处理10h；或用3%过氧乙酸处理4h；或用氯胺或液态氯加入污水，于pH值4.0时加入有效氯量为4mg/L，30min可杀灭芽孢，一般加氯后作用2h流放1次。

6 土壤处理

炭疽动物倒毙处的土壤消毒，可用5%甲醛溶液500mL/m²消毒3次，每次2h，间隔1h。亦可用氯胺或10%漂白粉乳剂浸渍2h，处理2次，间隔1h。亦可先用酒精或柴油喷灯喷烧污染土地表面，然后再用5%甲醛溶液或漂白粉乳剂浸渍消毒。

7 衣物、工具及其他器具处理

耐高温的衣物、工具、器具等可用高压蒸汽灭菌器在121℃高压蒸汽灭菌1h；不耐高温的器具可用甲醛熏蒸，或用5%甲醛溶液浸渍消毒。运输工具、家具可用10%漂白粉液或1%过氧乙酸喷雾或擦拭，作用1～2h。凡无使用价值的严重污染物品可用火彻底焚毁消毒。

8 皮、毛处理

皮毛、猪鬃、马尾的消毒，采用97%～98%的环氧乙烷、2%的CO_2、1%的十二氟混合液体，加热后输入消毒容器内，经48h渗透消毒，启开容器换气，检测消毒效果。但须注意，环氧乙烷的熔点很低（＜0℃），在空气中浓度超过3%，遇明火即易燃烧发生爆炸，必须低温保存运输，使用时应注意安全。

骨、角、蹄在制作肥料或其他原料前，均应彻底消毒。如采用

121℃高压蒸汽灭菌；或5%甲醛溶液浸泡；或用火焚烧。

第五节　牛结核病防治技术规范

牛结核病（Bovine Tuberculosis）主要是由牛型结核分枝杆菌（Mycobacterium bovis）引起的一种人兽共患的慢性传染病。世界动物卫生组织（WOAH）将其列为B类动物疫病，我国将其列为二类动物疫病。

为了预防、控制和净化牛结核病，根据《中华人民共和国动物防疫法》及有关的法律法规，特制定本规范。

1　适用范围

本规范规定了牛结核病的诊断、疫情报告、疫情处理、防治措施、控制和净化标准。

本规范适用于中华人民共和国境内一切从事牛的饲养、经营和牛产品的生产、经营，以及从事动物防疫活动的单位和个人。

2　诊断

本病依据流行病学、临床症状、病理变化可做出初步诊断。确诊需进一步做病原分离鉴定或免疫学诊断。

2.1　流行特点

本病奶牛最易感，其次为水牛、黄牛、牦牛。人也可感染。结核病病牛是本病的主要传染源。牛型结核分枝杆菌随鼻汁、痰液、粪便和乳汁等排出体外，健康牛可通过被污染的空气、饲料、饮水等经呼吸道、消化道等途径感染。

2.2　临床症状

潜伏期一般为10～45d，有的可长达数月或数年。

通常呈慢性经过。临床以肺结核、乳房结核和肠结核最为常见。

肺结核：以长期顽固性干咳为特征，且以清晨最为明显。患畜容易疲劳，逐渐消瘦，病情严重者可见呼吸困难。

乳房结核：一般先是乳房淋巴结肿大，继而后方乳腺区发生局限性或弥漫性硬结，硬结无热无痛，表面凹凸不平。泌乳量下降，乳汁变稀，严重时乳腺萎缩，泌乳停止。

肠结核：消瘦，持续下痢与便秘交替出现，粪便常带血或脓汁。

2.3 病理变化

在肺脏、乳房和胃肠黏膜等处形成特异性白色或黄白色结节。结节大小不一，切面干酪样坏死或钙化，有时坏死组织溶解和软化，排出后形成空洞。胸膜和肺膜可发生密集的结核结节，形如珍珠状。

2.4 实验室诊断

2.4.1 病原分离鉴定

采集病牛的病灶、痰、尿、粪便、乳及其他分泌物样品，作抹片或集菌处理（见附件）后抹片，用抗酸染色法染色镜检，并进行病原分离培养和动物接种等试验。

2.4.2 免疫学试验

牛型结核分枝杆菌PPD（提纯蛋白衍生物）皮内变态反应试验（即牛提纯结核菌素皮内变态反应试验）（见GB/T 18646）。

2.5 结果判定

凡分离出牛型结核分枝杆菌或牛型结核分枝杆菌PPD皮内变态反应试验阳性的牛，均判为结核病牛。

3 疫情报告

3.1 任何单位和个人发现患有本病或者疑似本病的动物，都应当及时向当地动物防疫监督机构报告。

3.2 动物防疫监督机构接到疫情报告后，立即按《动物疫情报告管理办法》及有关规定及时上报。

4 疫情处理

4.1 发现疑似结核病病畜后，畜主应立即将其隔离，并限制其移动。当地动物防疫监督机构要及时派员到现场进行流行病学调查、临床症状检查、病理解剖、病料采集、实验室诊断等工作，根据诊断结果采取相应措施。

4.2 确诊牛结核病患畜后，必须按下列要求处理。

4.2.1 扑杀病牛和阳性牛

4.2.2 划定疫点、疫区、受威胁区

疫点 指病畜所在的栋舍、户或其他有关屠宰场（点）、经营单位。

疫区 指病畜所在的饲养场、自然村的范围区域。在疫区划分时注意考虑当地的饲养环境和天然屏障（如河流、山脉等）。

受威胁区 指与疫区相毗邻的饲养场、自然村的范围区域。

4.2.3 隔离、封锁

零星散发时，可采用圈养和固定草场放牧方式，对病畜的同群畜实施隔离。隔离所用草场，应远离交通要道、居民点或人畜密集的地区，场地周围最好有自然屏障或人工栅栏。

当一个自然村、饲养场结核病阳性率在3%以上或病牛10头以上时，应对疫区实施封锁，禁止病牛和疑似病牛、易感动物及其产品调出；对易感动物实行圈养或指定地点饲养，役用动物限制在疫区内使役。

4.2.4 无害化处理

病死和扑杀的病畜，要按照《病死畜禽和病害畜禽产品无害化处理管理办法》进行无害化处理。

4.2.5 紧急监测

用牛型结核分枝杆菌PPD皮内变态反应试验对疫区和受威胁区的全部牛进行紧急监测。

4.2.6 消毒

对病畜和阳性畜污染的场所、用具、物品进行严格消毒。

饲养场的金属设施、设备可采取火焰、熏蒸等方式消毒；养畜场的圈舍、场地、车辆等，可选用2%烧碱等有效消毒药消毒；饲养场的饲料、垫料可采取深埋发酵处理或焚烧处理；粪便采取堆积密封发酵方式，以及其他相应的有效消毒方式。

4.2.7 封锁的解除

封锁的疫区内最后一头病畜及阳性畜被扑杀，经无害化处理后，对疫区内监测 45d 以上，没有发现新病例；对所污染场所、设施设备和受污染的其他物品进行彻底消毒，经当地动物防疫监督机构检验合格后，由原发布封锁令的机关解除封锁。

5 预防与控制

采取以"监测、检疫、扑杀和消毒"相结合的综合性防治措施。

5.1 监测

监测对象：牛。

监测比例为：种牛、奶牛100%，规模场肉牛10%，其他牛5%，疑似病牛100%。如在牛结核病净化群中（包括犊牛群）检出阳性牛时，应及时扑杀阳性牛，其他牛按假定健康群处理。

成年牛净化群每年春秋两季用牛型结核分枝杆菌 PPD 皮内变态反应试验各进行 1 次监测。初生犊牛，应于 20 日龄时进行第一次监测。

所有的种牛、奶牛每年必须进行两次监测。并按规定使用和填写监测结果报告，及时上报。

5.2 种牛、奶牛调运的检疫

异地引进的种牛、奶牛，必须来自非疫区。

调出前，在装运前 30d 内，须经当地动物防疫监督机构实施检疫，检疫合格，并出具有效检疫证明后，方可起运。

调入的种牛、奶牛，必须隔离观察 45d 以上，且经牛型结核分枝杆菌 PPD 皮内变态反应试验检查阴性者，方可混群饲养。

5.3 工作人员

牛场工作人员，每年要定期进行健康检查。发现有患结核病的应及时调离岗位，隔离治疗。工作人员的工作服、用具要保持清洁，不得带出牛场。

5.4 饲养环境

牛饲养场生产区应与生活区隔离，奶牛场内不应饲养猫、狗、猪、鸡、鸭等动物，并应禁止其他动物出入。消灭鼠、蝇等传播媒介。

5.5 防疫监督

动物防疫监督机构要对辖区内奶牛场、种牛场登记造册，并建立档案；布病结核病监测合格是奶牛场、种牛场《动物防疫合格证》发放或年度审验的必备条件。

鲜奶收购点（站）必须凭《动物防疫合格证》对奶牛场（户）收购鲜奶。

5.6 净化措施

被确诊为结核病牛的牛群（场）为牛结核病污染群（场），应全部实施牛结核病净化。

5.6.1 牛结核病净化群（场）的建立

5.6.1.1 污染牛群的处理

应用牛型结核分枝杆菌PPD皮内变态反应试验对该牛群进行反复监测，每次间隔3个月，发现阳性牛及时扑杀，并按照4规定处理。

5.6.1.2 假定健康牛群的处理

经扑杀病牛及阳性牛后的牛群为假定健康牛群。用牛型结核分枝杆菌PPD皮内变态反应试验进行反复监测，每次监测间隔90d，发现阳性牛及时扑杀。

犊牛应于20日龄时进行第一次监测，100～120日龄时，进行第二次监测。凡连续两次以上监测结果均为阴性者，可认为是牛结核病净化群。

凡牛型结核分枝杆菌PPD皮内变态反应试验疑似反应者，于30～45d后进行复检，复检结果为阳性，则按阳性牛处理；若仍呈疑似反应则间隔30～45d再复检1次，结果仍为可疑反应者，视同阳性牛处理。

5.6.2 隔离

疑似结核病牛或牛型结核分枝杆菌 PPD 皮内变态反应试验可疑畜须隔离复检。隔离牛舍处在下风口，并与健康牛舍相隔 50m 以上。

5.6.3 消毒

5.6.3.1 临时消毒

奶牛群中检出并剔出结核病牛后，牛舍、用具及运动场所等按照 4.2.6 规定进行紧急处理。

5.6.3.2 定期消毒

养牛场每年应进行 2～4 次大消毒，消毒方法同临时消毒。

5.6.3.3 经常性消毒

饲养场及牛舍出入口处，应设置消毒池，内置有效消毒剂，如 3%～5% 来苏儿溶液或 20% 石灰乳等。消毒药要定期更换，以保证一定的药效。牛舍内的一切用具应定期消毒；产房每周进行 1 次大消毒，分娩室在临产牛生产前及分娩后各进行 1 次消毒。

6 控制、净化标准

6.1 县（市、区）净化标准

县（市、区）净化标准必须具备以下 3 个条件。

6.1.1 全县（市、区）范围内连续两年按种牛、奶牛 100%、规模场的肉牛 10%、其他牛 5% 的比例进行监测，每年牛型结核分枝杆菌 PPD 皮内变态反应试验阳性率在 0.05% 以下。

6.1.2 检出的结核阳性牛全部就地扑杀，并作无害化处理。

6.2 市（地、盟）净化标准

全市（地、盟）所有县（市、区）达到净化标准。

6.3 省（区、市）净化标准

全省（区、市）所有县（市、区）达到净化标准。

6.4 全国净化标准

全国所有省（区、市）均达到净化标准。

第六节 马鼻疽防治技术规范

马鼻疽（Glanders）是由伯克菌科伯克霍尔德属的鼻疽假单胞菌感染引起的一种人兽共患传染病。世界动物卫生组织（OIE）将其列为B类动物疫病，我国将其列为二类动物疫病。

为预防、控制和消灭马鼻疽，依据《中华人民共和国动物防疫法》及有关的法律法规，特制定本规范。

1 适用范围

本规范规定了马鼻疽的诊断、疫情报告、疫情处理、防治措施、控制和消灭标准。

本规范适用于中华人民共和国境内一切从事马属动物的饲养、经营和马属动物产品的生产、经营，以及从事动物防疫活动的单位和个人。

2 诊断

无临床症状慢性马鼻疽的诊断以鼻疽菌素点眼为主，血清学检查为辅；开放性鼻疽的诊断以临床检查为主，病变不典型的，则须进行鼻疽菌素点眼试验或血清学试验。

2.1 流行特点

以马属动物最易感，人和其他动物如骆驼、犬、猫等也可感染。鼻疽病马以及患鼻疽的其他动物均为本病的传染源。自然感染主要通过与病畜接触，经消化道或损伤的皮肤、黏膜及呼吸道传染。本病无季节性，多呈散发或地方性流行。在初发地区，多呈急性、暴发性流行；在常发地区多呈慢性经过。

2.2 临床症状

本病的潜伏期为6个月。

临床上常分为急性型和慢性型。

2.2.1 急性型

病初表现体温升高，呈不规则热（39～41℃）和颌下淋巴结肿大等全身性变化。肺鼻疽主要表现为干咳，肺部可出现半浊音、浊音和不同程度的呼吸困难等症状；鼻腔鼻疽可见一侧或两侧鼻孔流出浆液、黏液性脓性鼻汁，鼻腔黏膜上有小米粒至高粱米粒大的灰白色圆形结节突出黏膜表面，周围绕以红晕，结节坏死后形成溃疡，边缘不整，隆起如堤状，底面凹陷呈灰白色或黄色；皮肤鼻疽常于四肢、胸侧和腹下等处发生局限性有热有痛的炎性肿胀并形成硬固的结节。结节破溃排出脓汁，形成边缘不整、喷火口状的溃疡，底部呈油脂样，难以愈合。结节常沿淋巴管径路向附近组织蔓延，形成念珠状的索肿。后肢皮肤发生鼻疽时可见明显肿胀变粗。

2.2.2 慢性型

临床症状不明显，有的可见一侧或两侧鼻孔流出灰黄色脓性鼻汁，在鼻腔黏膜常见有糜烂性溃疡，有的在鼻中隔形成放射状瘢痕。

2.3 病理变化

主要为急性渗出性和增生性变化。渗出性为主的鼻疽病变见于急性鼻疽或慢性鼻疽的恶化过程中；增生性为主的鼻疽病变见于慢性鼻疽。

2.3.1 肺鼻疽

鼻疽结节大小如粟粒、高粱米及黄豆大，常发生在肺膜面下层，呈半球状隆起于表面，有的散布在肺深部组织，也有的密布于全肺，呈暗红色、灰白色或干酪样。

2.3.2 鼻腔鼻疽

鼻中隔多呈典型的溃疡变化。溃疡数量不一，散在或成群，边缘不整，中央像喷火口，底面不平呈颗粒状。鼻疽结节呈黄白色，粟粒至小豆大小，周围有晕环绕。鼻疽斑痕的特征是呈星芒状。

2.3.3 皮肤鼻疽

初期表现为沿皮肤淋巴管形成硬固的念珠状结节。多见于前驱及四肢，结节软化破溃后流出脓汁，形成溃疡，溃疡有堤状边缘和油脂样底面，底面覆有坏死性物质或呈颗粒状肉芽组织。

2.4 实验室诊断

2.4.1 变态反应诊断

变态反应诊断方法有鼻疽菌素点眼法、鼻疽菌素皮下注射法、鼻疽菌素眼睑皮内注射法，常用鼻疽菌素点眼法（见附件）。

2.4.2 鼻疽补体结合反应试验（见附件）。该方法为较常用的辅助诊断方法，用于区分鼻疽阳性马属动物的类型，可检出大多数活动性患畜。

2.5 病畜的判定

2.5.1 具有明显鼻疽临床症状的马属动物为开放性鼻疽病畜。

2.5.2 鼻疽菌素点眼阳性者为鼻疽阳性畜。

3 疫情报告

3.1 任何单位和个人发现患有本病或疑似本病的动物，都应当及时向当地动物防疫监督机构报告。

3.2 动物防疫监督机构接到疫情报告后，按《动物疫情报告管理办法》及有关规定执行。已经通过农业部验收达到消灭标准的地区，一旦再次发现疫情，视同新发动物疫病的疫情报告规定处理和上报。

4 疫情处理

4.1 发现疑似患病马属动物后，畜主应立即隔离患病马属动物，限制其移动，并立即向当地动物防疫监督机构报告。动物防疫监督机构接到报告后，应及时派员到现场进行诊断，包括流行病学调查、临床症状检查、病理解剖、采集病料、实验室诊断等，并根据诊断结果采取相应防治措施。

4.2 确诊为马鼻疽病畜后，当地县级以上人民政府畜牧兽医行政管理部门应当立即派人到现场，划定疫点、疫区、受威胁区；采集病料、调查疫源，及时报请同级人民政府对疫区实行封锁，并将疫情逐级上报国务院畜牧兽医行政管理部门。县级以上人民政府根据需要组织有关部门和单位采取隔离、扑杀、销毁、消毒等强制性控制、扑灭措施，并通报毗邻地区。

4.2.1 划定疫点、疫区、受威胁区

4.2.1.1 疫点

指患病马属动物所在的地点，一般是指患病马属动物的同群畜所在的养殖场（户）或其他有关屠宰、经营单位。

4.2.1.2 疫区

指患病马属动物所在的自然村（屯）、饲养马属动物单位以及发病前3个月经常活动的地区或以疫点为中心，半径3～5km范围内的区域。疫区划分时注意考虑当地的饲养环境和天然屏障（如河流、山脉等）。

4.2.1.3 受威胁区

指疫区邻近的自然村（屯）、单位，或疫区外顺延5～30km范围内的区域。

4.2.2 封锁

疫点（区）封锁期间，染疫和疑似染疫的马属动物及其产品不得出售、转让和调群，禁止移出疫区；繁殖马属动物要用人工授精方法进行配种；种用马属动物不得对疫区外马属动物配种；对可疑马属动物要严格隔离检疫；关闭马属动物交易市场。禁止非疫区的马属动物进入疫区，并根据扑灭疫情的需要对出入封锁区的人员、运输工具及有关物品采取消毒和其他限制性措施。

4.2.3 隔离

当发生马鼻疽时，要及时应用变态反应等方法在疫点对马属动物进行检测，根据检测结果，将马属动物群分为患病群、疑似感染群和假定健康群三类。立即扑杀患病群，隔离观察疑似感染群、假定健康群。经6个月观察，不再发病方可解除隔离。

4.2.4 监测

疫区内须对疑似感染马属动物和周围的马属动物隔离饲养，每隔6个月监测1次，受威胁区每年进行两次血清学（鼻疽菌素试验）监测，直至全部阴性为止；无疫区每年进行1次血清学监测。

4.2.5 扑杀

对临床病畜和鼻疽菌素试验阳性畜，均须在不放血条件下进行扑杀。

4.2.6 销毁处理

病畜和阳性畜及其胎儿、胎衣、排泄物等按照《病死畜禽和病害畜禽产品无害化处理管理办法》进行无害化处理。焚烧和掩埋的地点应选择距村镇、学校、水源、牧场、养殖场等1km以外的地方，挖深坑将尸体焚烧后掩埋，掩埋土层不得低于1.5m。

4.2.7 消毒

对患病或疑似感染马属动物污染的场所、用具、物品等严格进行消毒；污染的垫料及粪便等采取堆积泥封发酵、高温等方法处理后方可使用。

4.2.8 封锁的解除

疫区从最后一匹患病马属动物扑杀处理后，并经彻底消毒等处理后，对疫区内监测90d，未见新病例；且经过半年时间采用鼻疽菌素试验逐匹检查，未检出鼻疽菌素试验阳性马属动物的，并对所污染场所、设施设备和受污染的其他物品彻底消毒后，经当地动物防疫监督机构检查合格，由原发布封锁令机关解除封锁。

5 预防与控制

5.1 加强饲养管理，做好消毒等基础性防疫工作，提高马匹抗病能力。

5.2 异地调运马属动物，必须来自非疫区；出售马属动物的单位和个人，应在出售前按规定报检，经当地动物防疫监督机构检疫，证明马属动物装运之日无马鼻疽症状，装运前6个月内原产地无马鼻疽病例，装运前15d经鼻疽菌素试验或鼻疽补体结合反应试验，结果为阴性，并签发产地检疫证后，方可启运。

调入的马属动物必须在当地隔离观察30d以上，经当地动物防疫监督机构连续两次（间隔5~6d）鼻疽菌素试验检查，确认健康无病，方可混群饲养。

5.3 运出县境的马属动物，运输部门要凭当地动物防疫监督机构出具的运输检疫证明承运，证明随货同行。运输途中发生疑似马鼻疽时，货主及承运者应及时向就近的动物防疫监督机构报告，经确诊后，动物防疫监督机构就地监督畜主实施扑杀等处理措施。

5.4 监测

稳定控制区 每年每县抽查200匹（不足200匹的全检），进行鼻疽菌素试验检查，如检出阳性反应的，则按控制区标准采取相应措施。

消灭区 每县每年鼻疽菌素试验抽查马属动物100匹（不足100匹的全检）。

6 控制和消灭标准

6.1 控制标准

6.1.1 县级控制标准

控制县（市、区、旗）应达到以下3项标准。

A. 全县（市、区、旗）范围内，连续两年无马鼻疽临床病例。

B. 全县（市、区、旗）范围内连续两年检查，每年抽检200匹（不足200匹全检），经鼻疽菌素试验阳性率不高于0.5%。

C. 鼻疽菌素试验阳性马属动物全部扑杀，并做无害化处理。

6.1.2 市级控制标准

全市（地、盟、州）所有县（市、区、旗）均达到控制标准。

6.1.3 省级控制标准

全省所有市（地、盟、州）均达到控制标准。

6.1.4 全国控制标准

全国所有省（市、自治区）均达到控制标准。

6.2 消灭标准

6.2.1 县级消灭标准必须具备以下两项条件。

A. 达到控制标准后，全县（市、区、旗）范围内连续两年无马鼻疽疫情。

B. 达到控制标准后，全县（市、区、旗）范围内连续两年鼻疽菌素试验检查，每年抽检100匹（不足100匹者全检），全部阴性。

6.2.2 市级消灭标准

全市（地、盟、州）所有县（市、区、旗）均达到消灭标准。

6.2.3 省消灭标准

全省所有市（地、盟、州）均达到消灭标准。

6.2.4 全国消灭标准

全国所有省（市、自治区）均达到消灭标准。

参考文献

董奇, 2001. 微生物学及检验技术实验指导[M]. 广州: 广东科技出版社.

高淑芬, 冯静兰, 1994. 中国布鲁氏菌病及其防治(1982—1991)[M]. 北京: 中国科学技术出版社.

姜顺求, 1986. 布鲁氏菌病防治手册[M]. 北京: 人民卫生出版社.

刘秉阳, 1989. 布鲁氏菌病学[M]. 北京: 人民卫生出版社.

马恒之, 1985. 布鲁氏菌病[M]. 银川: 宁夏人民出版社.

杨绍基, 2005. 传染病学[M]. 北京: 人民卫生出版社.

余贺, 1983. 医学微生物学[M]. 北京: 人民卫生出版社.